Sabiene Fenske-Deml

Hier steht's • Band 3

# Manual für die Durchführung des staatlich anerkannten Examens in der Ergotherapieausbildung

verlag modernes lernen - Dortmund

© 2004   BORGMANN MEDIA   **verlag modernes lernen Borgmann KG
Hohe Straße 39 • D-44139 Dortmund**

Gesamtherstellung: Löer Druck GmbH, Dortmund

Bestell-Nr. 1049                                       ISBN 3-8080-0544-0

**Urheberrecht beachten!**
Alle Rechte der Wiedergabe dieses Fachbuches zur beruflichen Weiterbildung, auch auszugsweise und in jeder Form, liegen beim Verlag. Mit der Zahlung des Kaufpreises verpflichtet sich der Eigentümer des Werkes, unter Ausschluss der § 52a und § 53 UrhG., keine Vervielfältigungen, Fotokopien, Übersetzungen, Mikroverfilmungen und keine elektronische, optische Speicherung und Verarbeitung (z.b. Intranet), auch für den privaten Gebrauch oder Zwecke der Unterrichtsgestaltung, ohne schriftliche Genehmigung durch den Verlag anzufertigen. Er hat auch dafür Sorge zu tragen, dass dies nicht durch Dritte geschieht.

Zuwiderhandlungen werden strafrechtlich verfolgt und berechtigen den Verlag zu Schadenersatzforderungen. (*Die Kopiervorlagen auf den Seiten 16, 17, 54, 55, 71- 75, 81 und 84-87 stehen dem Käufer dieses Buches für den nichtgewerblichen Gebrauch zur Verfügung*)

*Sabiene Fenske-Deml*

Hier steht's • Band 3

**Manual für die Durchführung
des staatlich anerkannten Examens
in der Ergotherapieausbildung**

## Danksagung

*Ich bedanke mich bei meinem Lehrerkollegium, meiner Sekretärin und der Schülerschaft für ihr feedback.*

*Mein besonderer Dank gilt meinem Mann, Martin Klaus, der mich in meiner Arbeit zu den Manual unterstützte und beriet.*

*Sabiene Klaus (vormals Fenske-Deml)*

# Inhalt

| | | |
|---|---|---|
| Kapitel 1 | Herzlich willkommen, liebe Leser – die Medizinische Akademie stellt sich vor | 7 |
| Kapitel 2 | „Hier steht's" hat Ihnen vermutlich gerade noch gefehlt | 9 |
| Kapitel 3 | Auszug aus der APrV zum staatlich anerkannten Examen | 11 |
| Kapitel 4 | Empfehlungen zur Stoffauswahl im schriftlichen Medizinexamen | 19 |
| | 1. Allgemeine Empfehlungen | 19 |
| | 2. Einteilung der Prüfungsaufgaben | 21 |
| Kapitel 5 | Empfehlungen zur Stoffauswahl im schriftlichen sozialwissenschaftlichen Examen | 23 |
| | 1. Allgemeine Empfehlungen | 23 |
| | 2. Einteilung der Prüfungsaufgaben | 24 |
| Kapitel 6 | Empfehlungen zur Stoffauswahl im schriftlichen Examen über ergotherapeutische Behandlungsverfahren | 27 |
| | 1. Allgemeine Empfehlungen | 27 |
| | 2. Einteilung der Prüfungsaufgaben | 28 |
| Kapitel 7 | Empfehlungen zur Art der Prüfungsaufgaben und den Lernzielstufen im schriftlichen Examen | 31 |
| | 1. Richtlinien zu den Multiple Choice Aufgaben | 31 |
| | 2. Richtlinien zu den offenen Fragen | 33 |

| | | |
|---|---|---|
| **Kapitel 8** | Empfehlungen zur Schwerpunktsetzung und dem Repetitorium in der Examensvorbereitung sowie dem Bewertungsschlüssel. | 39 |
| | 1. Die Schwerpunktsetzung | 39 |
| | 2. Das Repetitorium | 42 |
| | 3. Der Bewertungsschlüssel | 43 |
| **Kapitel 9** | Empfehlungen zur Durchführung des praktischen Examens „ergotherapeutische Mittel" | 47 |
| | 1. Arbeitsplanung | 48 |
| | 2. Anfertigen eines Werkstücks im Hinblick auf handwerkliche Fähigkeiten | 49 |
| | 3. Herstellen eines Hilfsmittels / Schiene | 50 |
| | 4. Gestaltung eines Werkstücks im Hinblick auf therapeutische Anwendbarkeit | 51 |
| **Kapitel 10** | Empfehlungen zur Durchführung des praktischen Examens „ergotherapeutische Behandlung" | 57 |
| | 1. Allgemeine Regelungen | 57 |
| | 2. Procedere zur Auswahl eines Prüfungsbereiches | 59 |
| | 3. TIPPS zur Prüfungsplanung | 62 |
| | 4. Die Examensprüfung mit Behandlungsplan, Sichtstunde und Reflexion | 66 |
| **Kapitel 11** | Empfehlungen zur Durchführung des mündlichen Examens | 77 |
| **Kapitel 12** | „Nach dem Examen ist vor dem Examen ... der Examen-check-up" | 83 |
| **Kapitel 13** | Über die Autorin | 89 |
| **Kapitel 14** | Literaturempfehlungen | 91 |
| **Kapitel 15** | Wissenswertes über „Hier steht´s" Band 1 und 2 | 93 |

# Kapitel 1

## Herzlich willkommen, liebe Leser –
## Die Medizinische Akademie stellt sich vor

Der Internationale Bund (IB) mit Sitz in Frankfurt ist ein freier Träger der Jugend-Sozial- und Bildungsarbeit e.V.

Die Medizinische Akademie als eine Sparte des Internationalen Bundes mit Sitz in Stuttgart, verfügt über jahrzehntelange Erfahrung und ein umfassendes Wissen bei der Errichtung und den Betrieb von Bildungsangeboten mit medizinischem und sozialwissenschaftlichen Schwerpunkt

Sie kooperiert dabei mit Gesundheitsbehörden, Krankenkassen, medizinischen Standesorganisationen sowie Interessenvertretungen im klinischen Bereich.

Die IB Medizinische Akademie ist bundesweit Träger von über 40 anerkannten Schulen für Gesundheitsfachberufe in der Ergotherapie, Logopädie, Physiotherapie, Arbeitserziehung, Kranken- und Altenpflege, Heilerziehungspflege, Operationstechnische Assistenten (DKG) sowie der Arbeitsgemeinschaft für ärztliche Fort- und Weiterbildung.

Die stete Weiterentwicklung der Aus-, Fort- und Weiterbildung gehört zu den wesentlichsten Führungsinstrumenten im modernen Management.

Zur Sicherung einer bedarfsgerechten und praxisnahen Ausbildung sowie aus Qualitätsgründen kooperiert die Medizinische Akademie unter anderem mit renommierten großen Klinikgruppen in Deutschland.

Als moderner Bildungsträger sieht die Medizinische Akademie auch ihre Aufgabe darin, im Rahmen von Schulneugründungen Raum zu schaffen, für die Entwicklung innovativer Modelle und Pilotprojekte.

So hat Sabiene Klaus (vormals Sabiene Fenske-Deml), es sich bei der Gründung der neuen Schule für Ergotherapie der Medizinischen Akademie in Stuttgart zur Aufgabe gemacht, den Qualitätsanspruch und die Möglichkeiten der neuen Ausbildungs- und Prüfungsverordnung für Ergotherapeuten zu nutzen und innerhalb ihres Aufgabenbereiches als Schulleitung auch inhaltliche und formale Standards zu entwickeln.

Dazu gehört unter anderem die Erarbeitung dreier „Manuals", die Schülern wie Dozenten einen Leitfaden für die möglichst stressarme und angenehme Durchführung von Prüfungen, Praktika und Examen bieten.

Dabei besteht immer die Orientierung an den Vorgaben der APrV und den allgemeinen Standards der Länder. Entsprechend dieser lassen sich die Empfehlungen in den Manuals von Schule zu Schule und von Bundesland zu Bundesland modifizieren.

Ich wünsche Ihnen mit dem vorliegenden Manual angenehmes Arbeiten!

Im Juni 2004

*Sabiene Klaus*

# Kapitel 2

## „Hier steht's" hat Ihnen vermutlich gerade noch gefehlt

Die APrV schreibt vor, „regelmäßig und erfolgreich" an der Ausbildung teilgenommen zu haben, um zum staatlich anerkannten Examen zugelassen zu werden.
Während die „Regelmäßigkeit" ein vergleichsweise leicht zu definierendes und zu überprüfendes Kriterium ist, weichen die Kriterien der „erfolgreichen" Ausbildung von Schule zu Schule und von Bundesland zu Bundesland doch oft erheblich von einander ab.
Unstrittig ist wohl überall, dass mit Notengebung verbundene Leistungserhebung die „Methode der Wahl" ist und oft geben die Curricula einzelner Bundesländer auch hier, hinsichtlich Art und Häufigkeit von Leistungskontrollen, Rahmenbedingungen vor.
Jedoch nicht alle Bundesländer verfügen über ein Curriculum zur Ergotherapieausbildung. Und bestehende formale Regelungen lassen viele Fragen offen hinsichtlich der Qualität und des pädagogischen Anspruches von Prüfungsarbeiten.

Die dreijährige Vollzeitausbildung zur / zum Ergotherapeutin / Ergotherapeuten soll zwei großen Anforderungen gerecht werden:

- Sie soll alle Kenntnisse, Fähigkeiten und Fertigkeiten vermitteln, die für die Ausübung des Berufes in guter Qualität erforderlich sind – und –

- Sie soll die persönliche Entwicklung jedes Ausbildungsteilnehmers zu therapeutischem Denken und Handeln initiieren, fördern und pflegen.

Am Ende der Ausbildung steht das staatliche Examen, das in Zusammenarbeit mit den jeweiligen Schulaufsichtsbehörden des

Landes durchgeführt wird. Wesen der staatlichen Anerkennung zum Ergotherapeuten ist, dass die Vorgaben der Schulaufsichtsbehörde korrekt befolgt werden.

Insofern versteht sich das Examensmanual als *Ratgeber* in der Durchführung des Examens*ablaufes*. Die in diesem Manual beschriebenen Strukturen orientieren sich an Richtlinien, wie sie zum Teil in den bayerischen und baden-württembergischen Regelwerken repräsentiert sind.

Die Empfehlungen des Manuals können entsprechend den Regelungen und Vorgaben der einzelnen Länder modifiziert werden.

# Kapitel 3

## Das staatlich anerkannte Examen nach der Ausbildungs- und Prüfungsverordnung ErgThAPrV vom 2. August 1999 (BGBl. I S. 1731)

Liebe Leser, im Folgenden finden Sie einen Auszug aus der APrV um Ihnen einen Überblick über die Rahmenbedingungen zu geben.
Was die Formalia betrifft, so bieten Ihnen die letzten Seiten des Kapitels eine Kopiervorlage. Auf die Kopiervorlagen ist im folgenden Text jeweils mit „→ Vordruck ..." hingewiesen.

### § 1 Ausbildung

... Abs. (3) *"Die regelmäßige und erfolgreiche Teilnahme an den Ausbildungsveranstaltungen nach Abs. (1) ist durch eine Bescheinigung (...) nachzuweisen."*

→ Vordruck I

### § 2 Staatliche Prüfung

(1) „Die staatliche Prüfung nach § 2 Abs. 1 Nr. 1 des Ergotherapeutengesetzes umfasst einen schriftlichen, einen mündlichen und einen praktischen Teil."

Kapitel 3

## § 3 Prüfungsausschuss

(1) „Bei jeder Schule wird ein Prüfungsausschuss gebildet. Er besteht aus mindestens vier Mitgliedern und zwar:
1. Einem Medizinalbeamten der zuständigen Behörde (...)
2. Einer von der Schulverwaltung betrauten Person, wenn die Schule nach den Schulgesetzen des Landes der staatlichen Aufsicht durch die Schulverwaltung untersteht, sowie
3. Fachprüfern, die an der Schule unterrichten und von denen mindestens
   a. ein Prüfer Arzt und
   b. ein Prüfer Ergotherapeut, (...) sein muss."

„Als Fachprüfer sollen die Lehrkräfte bestellt werden, die den Prüfling in diesem Fachgebiet überwiegend ausgebildet haben."

*(2) „Die zuständige Behörde bestellt die Mitglieder nach Abs.1 Satz 2 Nr. 1 und 3 sowie ihre Vertreter. Für jedes Mitglied ist mindestens ein Vertreter zu bestimmen. (...)"*

*(...)*

→ **Vordruck II**

## § 4 Zulassung zur Prüfung

1) „Der Vorsitzende entscheidet auf Antrag des Prüflings über die Zulassung zur Prüfung und setzt die Prüfungstermine im Benehmen mit der Schulleitung fest. Der Prüfungsbeginn soll nicht früher als zwei Monate vor dem Ende der Ausbildung liegen."

2) „Die Zulassung zur Prüfung wird erteilt, wenn folgende Nachweise vorliegen:

   a. Geburtsurkunde / bzw. ein Auszug aus dem Familienbuch der Eltern

b. ggf. alle Urkunden, die eine spätere Namensänderung bescheinigen

c. bei Verheirateten eine Heiratsurkunde oder ein Auszug aus dem für die Ehe geführten Familienbuch, bzw. bei Scheidungen das rechtskräftige Scheidungsurteil

d. die Bescheinigung nach § 1 Abs. 3 über die Teilnahme an den Ausbildungsveranstaltungen."

→ **Vordruck III**

3) Die Zulassung sowie die Prüfungstermine sollen dem Prüfling spätestens zwei Wochen vor Prüfungsbeginn schriftlich mitgeteilt werden.

## § 5 Schriftlicher Teil der Prüfung

1. „Der schriftliche Teil der Prüfung erstreckt sich auf folgende Fächergruppen:

    1. Allgemeine Krankheitslehre; spezielle Krankheitslehre (...); Grundlagen der Arbeitsmedizin

    2. Psychologie und Pädagogik; Behindertenpädagogik; Berufs- Gesetzes- und Staatskunde

    3. Motorisch-funktionelle Behandlungsverfahren; Neurophysiologische Behandlungsverfahren; Neuropsychologische Behandlungsverfahren; Psychosoziale Behandlungsverfahren; Arbeitstherapeutische Behandlungsverfahren."

(...) „Die Aufsichtsarbeiten dauern jeweils 180 Minuten" (...)

(...) „Jede Aufsichtsarbeit ist von mindestens zwei Fachprüfern zu benoten" (...)

(...) „ Der schriftliche Teil der Prüfung ist bestanden, wenn jede der drei Aufsichtsarbeiten mindestens mit „ausreichend" benotet wird"

Kapitel 3

## § 6 Mündlicher Teil der Prüfung

(1) „Der mündliche Teil der Prüfung erstreckt sich auf folgende Fächer:
1. Biologie, beschreibende und funktionelle Anatomie, Physiologie,
2. Medizinsoziologie und Gerontologie
3. Grundlagen der Ergotherapie

Die Prüflinge werden einzeln oder in Gruppen bis zu fünf geprüft. Ein Prüfling soll in jedem Fach nicht länger als 15 Minuten geprüft werden."

(2) „Jedes Fach wird von mindestens einem Fachprüfer abgenommen und benotet. (...) Der mündliche Teil der Prüfung ist bestanden, wenn jedes Fach mindestens mit „ausreichend" benotet wird."

(3) (...)

## § 7 Praktischer Teil der Prüfung

Im praktischen Teil der Prüfung hat der Prüfling

1. „gemäß eines von ihm
   - **vorher** zu erstellenden Arbeitsplanes
   - **unter Aufsicht**
   - ein Werkstück,
   - **oder** eine Schiene
   - **oder** ein Hilfsmittel
   - **oder** einen anderen therapeutischen Gegenstand anzufertigen und die therapeutischen Einsatzmöglichkeiten zu analysieren und zu begründen"

sowie

2. „ mit einem Patienten oder einer Patientengruppe eine ergotherapeutische Behandlung durchzuführen

- die auf der Grundlage eines schriftlichen Prüfungsberichtes
- über die ergotherapeutische Befunderhebung
- die Behandlungsplanung
- und die Durchführung

beruht."

(2) (...)

(3) „ Der praktische Teil der Prüfung wird jeweils von mindestens zwei Fachprüfern (...) abgenommen und benotet. (...) Der praktische Teil der Prüfung ist bestanden, wenn die Prüfungen (...) jeweils mindestens mit „ausreichend" benotet werden."

## § 8 Niederschrift

„Über die Prüfung ist eine Niederschrift zu fertigen, aus der Gegenstand, Ablauf und Ergebnisse der Prüfung und etwa vorkommende Unregelmäßigkeiten hervorgehen"

Kapitel 3

## Bescheinigung über die Teilnahme an den Ausbildungsveranstaltungen

Familienname (ggf. Geburtsname): _____

geboren am: _____ in: _____

hat in der Zeit vom: _____

regelmäßig und mit Erfolg an dem theoretischen und praktischen Unterricht und der praktischen Ausbildung nach § 1 Abs. 1 der ErgThAPrV teilgenommen.

Die Ausbildung ist – nicht – über die nach § 4 Abs. 3 des Ergotherapeutengesetzes zulässigen Fehlzeiten hinaus – um .... Tage *⁾ unterbrochen worden.

\*) – Nichtzutreffendes streichen

Ort, Datum _____

(Stempel)

_____
Schulleitung

→ **Vordruck I**

## Vorschlag zur Bestellung des Prüfungsausschusses für die Prüfung in der Ergotherapie

In den Prüfungsausschuss sollen folgende Personen aufgenommen werden:

| Mitglied des Prüfungsausschusses | Stellvertreter | Fach |
|---|---|---|
| | | |
| | | |
| | | |
| | | |
| | | |
| | | |
| | | |
| | | |

Einverständniserklärung der zu bestellenden Mitglieder / Stellvertreter:

Ich bin damit einverstanden, zum Mitglied / Stellvertreter eines Mitglieds des staatlichen Prüfungsausschusses für die Prüfung nach Maßgabe der o.a. Vorgaben bestellt zu werden:

Name                                               Unterschrift

_____

_____

Schulleitung (Unterschrift)

→ **Vordruck II**

*Kapitel 3*

Datum: _____

Name, Vorname: _____

Anschrift, an die
die Erlaubnisurkunde gesandt werden soll

>An die
zuständige Schulaufsichtsbehörde<

**Anträge auf Zulassung zur Prüfung in der Ergotherapie und auf Erteilung der Erlaubnis zum Führen der Berufsbezeichnung „Ergotherapeut/in"**

**Anlagen**

a. Geburtsurkunde / bzw. ein Auszug aus dem Familienbuch der Eltern
b. alle Urkunden, die eine spätere Namensänderung bescheinigen
c. bei Verheirateten eine Heiratsurkunde oder ein Auszug aus dem für die Ehe geführten Familienbuch, bzw. bei Scheidungen das rechtskräftige Scheidungsurteil;
d. die Bescheinigung nach §1 Abs.3 über die Teilnahme an den Ausbildungsveranstaltungen.

1. Ich beantrage die Zulassung nach § 4 ErgThAPrV zur staatlichen Prüfung in der Ergotherapie

2. Ich beantrage mir nach Ableistung der vorgeschriebenen Ausbildungszeit und nach Bestehen der staatlichen Prüfung in der Ergotherapie die Erlaubnis zum Führen der Berufsbezeichnung „Ergotherapeut/in" nach ErgThG § 1 Abs. 1 zu erteilen.

..................................................
Unterschrift

**Sehr geehrte Leserin, sehr geehrter Leser,**

uns interessieren Ihre ganz persönliche Meinung sowie Ihre Interessengebiete. Beides ist für die zukünftige Arbeit unseres Verlages sehr wertvoll. Vorteil für Sie: Über entsprechende Neuerscheinungen werden Sie regelmäßig informiert. Sie erhalten unsere Bücher im Buchhandel oder direkt beim Verlag.

**Diese Karte entnahm ich dem Buch (bitte eintragen!):**

Aufmerksam wurde ich durch

- ◯ Verlagsprospekt
- ◯ Empfehlung meines Buchhändlers
- ◯ Empfehlung eines/r Bekannten
- ◯ Anzeige
- ◯ Schaufensterauslage
- ◯ Name des Autors
- ◯ Pressebesprechung
- ◯ Internetrecherche allg.
- ◯ Homepage d. Verlages
- ◯ Geschenk

Mein Urteil:

---

Bitte informieren Sie mich ab sofort über folgende Sachgebiete **(Bitte Absender auf der Rückseite nicht vergessen!)**:

- ◯ **Psychomotorik / Sport**
- ◯ **Kindergarten / Vorschule / Grundschule**
- ◯ **Frühförderung / Diagnose**
- ◯ **Sonderpädagogik**
- ◯ **Geistige Behinderung**
- ◯ **Pädagogik/Sozialpädagogik**
- ◯ **Ergotherapie/Neurologie**
- ◯ **Geriatrie**
- ◯ **Sprachtherapie / Logopädie**
- ◯ **Pädagogische Psychologie**
- ◯ **Psychotherapie / Verhaltenstherapie**
- ◯ **Familientherapie / Systemische Therapie**
- ◯ **Multimedia (MC, CD, Video)**

1/04

Bitte freimachen

Antwort/
Postkarte

**verlag modernes lernen**
*borgmann publishing*

**Hohe Straße 39**

**D - 44139 Dortmund**

---

**Absender:**

Name

Vorname

Beruf

Straße

PLZ/Ort

*Ich benötige noch den Katalog:*

○ *Frühjahr*
○ *Hauptkatalog*

## Sehr geehrte Leserin, sehr geehrter Leser,

uns interessieren Ihre ganz persönliche Meinung sowie Ihre Interessengebiete. Beides ist für die zukünftige Arbeit unseres Verlages sehr wertvoll. Vorteil für Sie: Über entsprechende Neuerscheinungen werden Sie regelmäßig informiert. Sie erhalten unsere Bücher im Buchhandel oder direkt beim Verlag.

**Diese Karte entnahm ich dem Buch (bitte eintragen!):**

Aufmerksam wurde ich durch

- ○ Verlagsprospekt
- ○ Empfehlung meines Buchhändlers
- ○ Empfehlung eines/r Bekannten
- ○ Anzeige
- ○ Schaufensterauslage
- ○ Name des Autors
- ○ Pressebesprechung
- ○ Internetrecherche allg.
- ○ Homepage d. Verlages
- ○ Geschenk

Mein Urteil:

---

Bitte informieren Sie mich ab sofort über folgende Sachgebiete (**Bitte Absender auf der Rückseite nicht vergessen!**):

- ○ **Psychomotorik / Sport**
- ○ **Kindergarten / Vorschule / Grundschule**
- ○ Frühförderung / Diagnose
- ○ Sonderpädagogik
- ○ Geistige Behinderung
- ○ Pädagogik/Sozialpädagogik
- ○ Ergotherapie/Neurologie
- ○ Geriatrie
- ○ Sprachtherapie / Logopädie
- ○ Pädagogische Psychologie
- ○ Psychotherapie / Verhaltenstherapie
- ○ Familientherapie / Systemische Therapie
- ○ Multimedia (MC, CD, Video)

**Absender:**

Name _____

Vorname _____

Beruf _____

Straße _____

PLZ/Ort _____

Ich benötige noch den Katalog:
- ○ Frühjahr
- ○ Hauptkatalog

Antwort/
Postkarte

**verlag modernes lernen**

**Hohe Straße 39**

**D - 44139 Dortmund**

Bitte
freimachen

# Kapitel 4

# Empfehlungen zur Stoffauswahl im schriftlichen Medizinexamen

## 1. Allgemeine Empfehlungen

Vor der Formulierung der Examensfragen steht die Stoffauswahl. Hier sind mehrere Überlegungen zu berücksichtigen:

- Im Examen kann nur ein vergleichsweise geringer Themenkreis aus dem Unterrichtsgeschehen überprüft werden.
  - **Einerseits** ergibt sich daraus das Bedürfnis, Aufgaben möglichst **global** zu stellen, um in der Examensprüfung ein weites Themenfeld abzudecken.
  - **Andererseits** besteht die Forderung, nicht nur oberflächliches Wissen abzufragen sondern auch das **vertiefende** Verständnis zu prüfen.
- Das Examen repräsentiert
  - **sowohl Hintergrundwissen,** allgemeines Verständnis und Kenntnisse über Zusammenhänge
  - **wie auch fachspezifisches Wissen,** Methodenkompetenz und therapeutische Professionalität

*Hinzu kommt schließlich noch die in der Ausbildungs- und Prüfungsverordnung formulierte Forderung, dass die Fragen im Medizinexamen diagnostische, therapeutische, präventive und rehabilitative Maßnahmen sowie psychosoziale Aspekte beinhalten sollen!*

*Kapitel 4*

All diesen Forderungen gerecht zu werden gestaltet sich nahezu unmöglich, wenn der Dozent für ein bestimmtes, an der Unterrichtsstundenzahl gemessen relativ kleines Fach nur 2 oder 3 Examensfragen zu formulieren hat.

Der Prüfling wiederum soll in dem Zeitraum von 3 Stunden möglichst umfassend seine Kenntnisse in Allgemeiner und Spezieller Krankheitslehre unter Beweis stellen.

Zur Verfügung stehen als Aufgabenart „Multiple choice" (MC) und „offene Fragen", wobei die offenen Fragen überwiegen sollten.

Das Manual empfiehlt, die Anzahl der Aufgaben für das einzelne Medizinfach an den unterrichteten Stunden zu orientieren.

In der folgenden Tabelle wird ein Modell zur Verteilung der Aufgaben vorgestellt, das sich nach der „10%" Regel richtet:
Die durch die APrV vorgegeben Unterrichtsstunden werden durch 10% der Fragenanzahl repräsentiert:

Ein 20 Stunden Fach hat beispielsweise 2, ein 60 Stunden Fach 6 Fragen im Examen.

Kapitel 4

## 2. Einteilung der Prüfungsaufgaben

| 1. Prüfungstag Medizin | | Art der Aufgaben |
|---|---|---|
| *Allgemeine Krankheitslehre Spezielle Krankheitslehre* | 3 | offene Fragen |
| • Orthopädie | 2 | offene Fragen |
| • Rheumatologie | 1 | MC |
| • Innere Medizin | 2 | offene Fragen |
| • Geriatrie | 2 | offene Fragen |
| • Chirurgie/ Traumatologie | 2 | offene Fragen |
| • Onkologie | 1 | MC |
| • Neurologie/ Neuropsychologie | 3 | offene Fragen |
| • Psychosomatik | 2 | MC |
| • Psychiatrie | 2 | MC |
| • Gerontopsychiatrie | 4 | offene Fragen |
| • Kinder – und Jugendpsychiatrie. | 2 | offene Fragen |
| • Pädiatrie/Neuropädiatrie | 3 | offene Fragen |
| *Grundlagen der Arbeitsmedizin* | 3 | MC |
| **Gesamt** | 34 | **11 MC / 23 offen** |

Es ergibt sich die dringende Empfehlung, dass die jeweiligen DozentInnen der medizinischen Fächer sich im Vorfeld austauschen, welche der genannten Kriterien sie mit ihren Examensfragen erfüllen möchten.

So wird zwar nicht jedes Stoffgebiet für sich den Ansprüchen gerecht, insgesamt zeigen aber die 34 Examensfragen eine Mischung aus den genannten Kriterien.

Eine Hilfe in der gegenseitigen Abstimmung kann sein, die Fächer, die das medizinische Wissen zu besonders ergotherapeutisch relevanten Fachgebieten behandeln, durch eher vertiefende Fragen zu repräsentieren und medizinische Wissensgebiete, die zwar nicht minder wichtig sind, aber – zur Zeit jedenfalls noch nicht zu den ergotherapeutischen „Basics" gehören – eher global zu thematisieren.

Das Manual schlägt – zur besseren Orientierung und ohne Anspruch auf Vollständigkeit (!) vor, beispielsweise Medizinfächer wie Orthopädie, Neurologie, Pädiatrie und Psychiatrie eher zu den vertiefenden Basics zu rechnen und Fächer wie Onkologie, Arbeitsmedizin oder Allgemeine Krankheitslehre eher im Sinne des globalen, zusammenhangorientierten Wissens abzufragen.

*Es sei ausdrücklich darauf hingewiesen, dass diese Spezifizierung reinem Pragmatismus zum staatlichen Examen gehorcht und nicht im geringsten etwas zu tun hat mit der „Wichtigkeit" von Patientengruppen oder Krankheitsbildern und deren Behandlung!*

Das gesamte Medizinexamen umfasst
3 Zeitstunden = 180 Minuten
für insgesamt 34 Fragen.

Die Fragen sollten so gestellt sein, dass ihr zeitlicher Umfang zur Bearbeitung ca.

**1,5 - 2 Minuten für MC-Aufgaben**

**und**

**4 – 7 Minuten für offene Fragen**

beträgt.

# Kapitel 5

# Empfehlungen zur Stoffauswahl im schriftlichen sozialwissenschaftlichen Examen

## 1. Allgemeine Empfehlungen

Vor der Formulierung der Examensfragen steht die Stoffauswahl. Hier sind mehrere Überlegungen zu berücksichtigen:

- Im Examen kann nur ein vergleichsweise geringer Themenkreis aus dem Unterrichtsgeschehen überprüft werden.
  - **Einerseits** ergibt sich daraus das Bedürfnis, Aufgaben möglichst **global** zu stellen, um in der Examensprüfung ein weites Themenfeld abzudecken.
  - **Andererseits** besteht die Forderung, nicht nur oberflächliches Wissen abzufragen sondern auch das **vertiefende** Verständnis zu prüfen.
- Das Examen repräsentiert
  - **sowohl Hintergrundwissen**, allgemeines Verständnis und Kenntnisse über Zusammenhänge
  - **wie auch fachspezifisches Wissen,** Methodenkompetenz und therapeutische Professionalität

Diesen Forderungen gerecht zu werden gestaltet sich nahezu unmöglich, wenn der Dozent für ein bestimmtes, an der Unterrichtsstundenzahl gemessen relativ kleines Fach nur 2 oder 3 Examensfragen zu formulieren hat.

Der Prüfling wiederum soll in dem Zeitraum von 3 Stunden möglichst umfassend seine Kenntnisse in sozialwissenschaftlichen Themenbereichen unter Beweis stellen.

Zur Verfügung stehen als Aufgabenart „Multiple choice" (MC) und „offene Fragen", wobei die offenen Fragen überwiegen sollten.

Das Manual empfiehlt, die Anzahl der Aufgaben für das einzelne Fach an den unterrichteten Stunden zu orientieren.

## 2. Einteilung der Prüfungsaufgaben

| 2. Prüfungstag sozialwissenschaftliche Fächergruppe | | Art der Aufgaben |
|---|---|---|
| Fach | Fragen | |
| Psychologie und Pädagogik | ca. 15 – 20 | einige ausgewählte Schwerpunkte mit Fragen aus den drei Lernzielstufen |
| Behindertenpädagogik | 1 offene 3 MC | |
| Berufs-, Gesetzes- und Staatskunde | 1 offene 3 MC | |
| Gesamt | ca. 30 | davon 6 MC |

Es ergibt sich die dringende Empfehlung, dass die jeweiligen DozentInnen der sozialwissenschaftlichen Fächer sich im Vorfeld austauschen, welche der genannten Kriterien sie mit ihren Examensfragen erfüllen möchten.

So wird zwar nicht jedes Stoffgebiet für sich den Ansprüchen gerecht, insgesamt zeigen aber die 26 Examensfragen eine Mischung aus den genannten Kriterien.

Eine Hilfe in der gegenseitigen Abstimmung kann sein, die Fächer, welche das sozialwissenschaftliche Wissen zu besonders ergotherapeutisch relevanten Fachgebieten behandeln, durch eher vertiefende Fragen zu repräsentieren und Wissensgebiete, die zwar nicht minder wichtig sind, aber – zur Zeit jedenfalls noch nicht zu den ergotherapeutischen „Basics" gehören – eher global zu thematisieren.

> **Das gesamte sozialwissenschaftliche Examen umfasst 3 Zeitstunden = 180 Minuten**
>
> Die Fragen sollen so gestellt sein, dass ihr zeitlicher Umfang zur Bearbeitung ca.
> für insgesamt 26 Fragen
>
> **1,5 - 2 Minuten für MC-Aufgaben**
>
> und
>
> **4 – 10 Minuten für offene Fragen**
>
> beträgt.

Die Fragen im sozialwissenschaftlichen Examen können – je nach Vorgaben der zuständigen Schulaufsichtsbehörde – Themenstellungen oder Textbearbeitungen / Fallbeispiele ausschließen.

Es ist empfehlenswert, dass sich insbesondere die DozentInnen aus den Fächern Psychologie und Pädagogik über die Anzahl der jeweiligen Kategorien LZI, LZ II und LZ IIII abstimmen, damit die erforderliche Bearbeitungszeit zwischen 4 und 10 Minuten die Gesamtbearbeitungszeit von 180 Minuten berücksichtigt.

*Kapitel 5*

# Kapitel 6

# Empfehlungen zur Stoffauswahl im schriftlichen Examen über ergotherapeutische Behandlungsverfahren

## 1. Allgemeine Empfehlungen

Vor der Formulierung der Examensfragen steht die Stoffauswahl. Hier sind mehrere Überlegungen zu berücksichtigen:

- Im Examen kann nur ein vergleichsweise geringer Themenkreis aus dem Unterrichtsgeschehen überprüft werden.
  - **Einerseits** ergibt sich daraus das Bedürfnis, Aufgaben möglichst global zu stellen, um in der Examensprüfung ein weites Themenfeld abzudecken.
  - **Andererseits** besteht die Forderung, nicht nur oberflächliches Wissen abzufragen sondern auch das **vertiefende** Verständnis zu prüfen.
- Das Examen repräsentiert
  - **sowohl Hintergrundwissen,** allgemeines Verständnis und Kenntnisse über Zusammenhänge
  - **wie auch fachspezifisches Wissen,** Methodenkompetenz und therapeutische Professionalität

Im Vergleich zu der Verteilung des prüfungsrelevanten Stoffes am schriftlichen Examenstag I und II sind am dritten Tag der schriftlichen Examensprüfung die ergotherapeutischen Behandlungsverfahren in ihrer Gewichtung gleich verteilt.

So stellt sich nur noch die Aufgabe, die Zielgruppe der für die Behandlungsverfahren in Frage kommenden Patienten repräsentativ aufzuteilen.

*Kapitel 6*

## 2. Einteilung der Prüfungsaufgaben

| 3. Prüfungstag ergotherapeutische Behandlungsverfahren | | Art der Aufgaben |
|---|---|---|
| motorisch-funktionelle Behandlung (Kinder / Jugendl. / Erw. / Alte) | 8 | einige ausgewählte Schwerpunkte mit Fragen aus den Lernzielstufen I und II |
| neurophysiologische Behandlung (Schwerpunkt: Kinder / Jugendliche) | 8 | |
| neuropsychologische Behandlung (Erwachsene / Alte) | 8 | |
| psychosoziale Behandlung (Kinder / Jugendliche/ Erw. / Alte) | 8 | |
| arbeitstherapeutische Behandlung (Jugendliche / Erwachs.) | 8 | |
| Gesamt | 40 - 50 | offene Fragen |

Es ergibt sich in jedem Fall die Empfehlung, dass die jeweiligen DozentInnen der Fächer über ergotherapeutische Behandlungsverfahren sich im Vorfeld austauschen, welche der genannten Kriterien sie mit ihren Examensfragen erfüllen möchten.

So wird zwar nicht jedes Stoffgebiet für sich den Ansprüchen gerecht, insgesamt zeigen aber die 40 Examensfragen eine Mischung aus den genannten Kriterien.

Das gesamte Examen umfasst
3 Zeitstunden = 180 Minuten

Die Fragen sollen so gestellt sein, dass ihr zeitlicher Umfang zur Bearbeitung ca.
für insgesamt 40 Fragen

**1,5 - 2 Minuten für MC-Aufgaben**

und

**4 – 7 Minuten für offene Fragen**

beträgt.

Die Prüfung erfolgt durch „offene Fragen" bzw. MC Fragen.
Unter Berücksichtigung des großen Themengebietes und der Anzahl von 40 Prüfungsfragen sollten nur Fragen aus den Lernzielstufen I und II gestellt werden. Der Prüfling erhält in der mündlichen Prüfung „Grundlagen der Ergotherapie" und im angewandten praktischen Examen Gelegenheit, sich im Sinne der Lernzielstufe III differenzierter mit einer Fragestellung auseinander zu setzen.

*Kapitel 6*

# Kapitel 7

# Empfehlungen zur Art der Prüfungsaufgaben und den Lernzielstufen im schriftlichen Examen

## 1. Richtlinien zu den Multiple Choice Aufgaben

Alle MC Fragen müssen so gestellt werden, dass **nur eine Antwort als richtig angekreuzt** werden muss!

### 1. Anzahl der angebotenen Lösungen
Die Anzahl der angebotenen Lösungen sollte zwischen 4 und 6 liegen, bzw. zwischen D und F

### 2. Einfach- / Mehrfachauswahl
Jede Aufgabe muss deutlich als Einfach- ODER (!) Mehrfachauswahlaufgabe gekennzeichnet sein. Die Fragestellung kann sich entweder auf das Herausfinden der richtigen oder der falschen Antwort bzw. bei Mehrfachauswahl der richtigen oder der falschen Antworten beziehen.

**Beispiel Einfachauswahl:**

Welche Aussage ist falsch?

☐ a) Bei Diabetes mellitus wird vermehrt Zucker im Harn ausgeschieden
☐ b) Typisch für ein Koma diabeticum ist die Kußmaul-Atmung
☐ c) Insulin erschwert die Blutzuckeraufnahme in den Zellen
☐ d) Ein Mangel an Insulin kann zum Diabetes mellitus führen.

**Beispiel Mehrfachauswahl:**

Welche Aussagen sind richtig?

a) Eine Entzündung kann als eine Abwehrreaktion des Organismus gegenüber verschiedenen schädlichen Einflüssen gesehen werden.

b) Der TUMOR ist bedingt durch das entzündliche Ödem

c) CALOR ist durch eine Mangeldurchblutung verursacht

d) Eine Entzündung kann auch durch eine Antigen-Antikörper Reaktion hervorgerufen werden

- ☐ *1. Nur a und d sind richtig*
- ☐ *2. Nur b und c sind richtig*
- ☐ *3. Nur a, b und d sind richtig*
- ☐ *4. Nur c und d sind richtig*
- ☐ *5. Alle Aussagen sind richtig*

**Bitte beachten Sie:**

Eine Mischform der Aufgabenstellung (welche Aussage/n ist/sind richtig bzw. welche Aussage/n ist/ sind falsch) ist NICHT zulässig!
Die Aufgabenstellungen müssen eindeutig sein.
Fallen, wie zwei ähnlich lautende Begriffe, die in der Bedeutung jedoch unterschiedlich sind, sind nicht zulässig. *(Z.B. „Der Berufsverband der Ergotherapeuten hat die Abkürzung VdE [anstatt DVE]")*
*Ebenso sind doppelte Verneinungen nicht erlaubt.(Z.B. „Welche Aussage ist falsch?" a.) Kein Befundergebnis führt nicht zu dem Vermerk „ohne Befund".)*

Jede richtig gelöste MC Aufgabe wird mit 2 Punkten bewertet!
Die Aufgabe muss vollständig richtig gelöst sein, um bepunktet zu werden!
Teilweise richtige „Kreuzchen" werden als falsch bewertet = 0 Punkte.
1 Punkt gibt es nicht!

## 2. Richtlinien zu den „offenen Fragen"

Gemäß der zur Verfügung stehenden Bearbeitungszeit, orientiert sich das Niveau der Fragestellung, bzw. die Anforderungen an die Komplexität der Beantwortung an den Lernzielstufen I, II bzw. III im schriftlichen sozialwissenschaftlichen Examen.

Die Lernzielstufen definieren sich wie folgt:

### ✦ Lernzielstufe I

Es gehört zu dem Anforderungsprofil von Ergotherapeuten, Fakten vollständig wiederzugeben, ohne Interpretationen oder ähnliches.

Diese Fähigkeit soll im Abfragen der LZ I überprüft und entsprechend gewertet werden.

LZ I, überprüft die Fähigkeit, Gelerntes (exakt) zu formulieren. Wie exakt die Wiedergabe sein soll, hängt vom Stoffgebiet ab. So lässt z.B. ein Zitat weniger Variablen zu, als eine sinngemäße Definition.

Ein typisches Erkennungsmerkmal der LZ I ist die Aufforderung an den Schüler etwas zu NENNEN.

Beispiele:

- *Nennen* Sie Hauptsymptome des Morbus Parkinson
- *Nennen* Sie die Phasen einer Erkrankung bei CP
- *Nennen* Sie zwei Philosophen, die entscheidend die pädagogische Richtung des 20 Jahrhunderts mitgeprägt haben.

Der Terminus „Nennen" kann bei manchen Fragestellungen im Sprachgebrauch ungeschickt wirken.Beispiel: anstatt „Nennen Sie die aktuelle Fassung des Gesetzes für Ergotherapeuten" besser „Wie lautet die derzeit aktuelle Fassung des Gesetzes für Ergotherapeuten?"

Das **Bewertungskriterium** der LZ I, ist das Wiedergeben von Gelernten in mehr oder weniger exakter Form. Der Grad der

Exaktheit muss eventuell aus der Fragestellung hervor gehen.

Beispiele:
- Wie lautet *genau* der „Kategorische Imperativ" von E. Kant?
- Geben Sie mit Ihren eigenen Worten die wesentlichen Kriterien der beruflichen Ethik von Ergotherapeuten wieder.

**Das Lernziel ist erreicht,** wenn der Prüfling alle relevanten Fakten wiedergegeben hat, jedoch OHNE diese zu erläutern oder an einem Beispiel anzuwenden!

Das Bewertungskriterium ist, Faktenwissen wiederzugeben. Nicht mehr und nicht weniger! Viele Prüflinge bevorzugen es, vorsichtshalber „alles" zu dem Thema hinzuschreiben in der Hoffnung, es wird wohl das Richtige dabei sein. Dies ist nicht korrekt!

**Fragen der Lernzielstufe I werden mit zwei Punkten bewertet.**

**Teilpunkte (0,5; 1,0; 1,5) sind möglich.**

### ✦ Lernzielstufe II

Von großer Relevanz für das Berufsbild des Ergotherapeuten ist es, fachliche Inhalte und Zusammenhänge z.B. für den Patienten **verständlich** dar zu stellen! Ein Gütekriterium einer guten Erläuterung oder Beschreibung ist, dies in einer Form vorzunehmen, dass der Laie zu diesem Thema trotzdem ein Verständnis erlangen könnte.

LZ II, überprüft die Fähigkeit, Gelerntes nicht nur wiederzugeben, sondern auch zu erläutern. Hier geht es um Einsicht in Hintergründe und Zusammenhänge von Fakten.

Ein typisches Erkennungsmerkmal der LZ II ist die Aufforderung an den Schüler, etwas zu erklären / erläutern bzw. etwas zu beschreiben mit oder ohne Beispiel.

## Kapitel 7

Beispiele:

- Beschreiben Sie die Aufgaben des Herzens im Blutkreislaufsystem
- Erläutern Sie wie eine „Trisomie 21" entstehen kann.
- Erklären Sie an einem Beispiel, welche Auswirkungen eine rigide Sauberkeitserziehung in der Kindheit auf die Entwicklung des Körperschemas haben kann.

Die Anwendung von Beispielen ist ein eigenes Bewertungskriterium. Viele Schüler finden es leichter, Inhalte in Form eines Beispiels erläutern zu können.

Ein Bewertungskriterium ist hierbei jedoch die Eignung! *Das gewählte Beispiel muss geeignet sein,* die Beschreibung oder Erläuterung zu unterstützen. Außerdem ist es nur zulässig ein Beispiel anzuwenden, wenn dies in der Fragestellung ausdrücklich gefordert oder zumindest freigestellt wird. Ansonsten muss die Beschreibung oder Erläuterung ohne Beispiel erfolgen.

*Kombinationsaufgaben sind möglich.* So kann der a.) - Teil einer Aufgabe nach der LZ I formuliert sein und der b.) – Teil sich darauf beziehend nach der LZ II formuliert sein.

Beispiel:

a) Nennen Sie die Kriterien der A-B-C-D-Therapie bei dementiellen Prozessen und

b) Erläutern Sie anhand eines Beispiels, wie eine Therapie nach „B" aussehen könnte.

**Das Lernziel ist erreicht,** wenn der Prüfling schlüssig und ggf. mit geeignetem Beispiel das gestellte Thema erläutert, bzw. beschrieben hat. Dabei ist auch hier ein Kriterium, dass er sich weder Inhalte bringt, die nicht gefragt wurden, noch Inhalte von wesentlicher Relevanz übersieht.

Zur besseren Übersichtlichkeit innerhalb einer Aufgabe kann diese nochmals unterteilt werden z.B. in a.) und b.). Die Unterteilung der Aufgabe dient jedoch nur der Übersichtlichkeit und soll die Aufgabe nicht komplexer machen.

Beispiel: „Definieren Sie die Begriffe Behinderung und Störung und erläutern Sie anhand eines Beispieles die Gemeinsamkeiten und Unterschiede dieser Begriffe." Oder

„*a) Definieren Sie die Begriffe >Behinderung< und >Störung<*

*b) Erläutern Sie anhand eines Beispieles die Gemeinsamkeiten und Unterschiede dieser Begriffe*".

Der Vorteil von Unterteilungen liegt darin, dass die beiden Teilbereiche der Aufgabe unterschiedlich bepunktet werden können, wenn unterschiedliche Schwierigkeitsgrade vorhanden sind.

**Fragen der Lernzielstufe II werden mit vier Punkten bewertet.**

**Teilpunkte (0,5; 1,0; 1,5; 2,0; 2,5 .....) sind möglich.**

✦ **Lernzielstufe III**

Professionelles Denken und Handeln unter Miteinbeziehung aller relevanten kognitiven, emotionalen und sozialen Faktoren setzt die Fähigkeit zum Transfer voraus.

LZ III überprüft die Fähigkeit, Gelerntes auf ähnliche oder verschiedene Situationen anwenden bzw. modifizieren zu können, die Fähigkeit zum „Transfer-Denken". Sie umfasst die Befähigungen, die in der LZ I und LZ II gefordert sind und die Befähigung der adäquaten Problemlösung.

LZ-III Fragestellungen können Aufforderungen enthalten wie

- „Diskutieren Sie ..."
- „Setzen Sie sich kritisch auseinander mit ..."
- „Halten Sie es für angebracht, dass ... ; bitte begründen Sie Ihre Antwort"
- „Wenden Sie ... an auf folgendes Fallbeispiel"

- „Wo sehen Sie die Vorteile eines Software-gesteuerten Hirnleistungstrainings bei Patienten mit Aufmerksamkeitsstörungen?"

**Das Lernziel ist erreicht**, wenn der Prüfling sich mit einer Thematik unter verschiedenen Gesichtspunkten auseinander zu setzen weiß, seinen Kenntnisstand auch in Bezug auf andere Fachbereiche mit einbeziehen kann und schlüssig argumentiert. Hierbei sind subjektive Einschätzungen durchaus zu akzeptieren. Diese sind zwar nicht für sich allein zu bewerten, sollten sich jedoch in das Gesamtbild der Aufgabenbearbeitung harmonisch mit einfügen.

**Fragen der Lernzielstufe III werden mit sechs Punkten bewertet.**

**Teilpunkte (0,5; 1,0; 1,5; 2,0; 2,5 .....) sind möglich.**

Bitte beachten Sie: Die „offenen Fragen" im Examen dürfen nicht mit dem Vermerk der Lernzielstufen (LZ I – III) gekennzeichnet sein.

*Kapitel 7*

# Kapitel 8

# Empfehlungen zur Schwerpunktsetzung und Repetitorium in der Examensvorbereitung sowie zu dem Bewertungsschlüssel

Es ist sicher unstrittig, dass hinsichtlich der Auswahl von examensrelevantem Stoff die Bedürfnisse der Lernenden von denen der Lehrenden (und Prüfenden) mitunter deutlich abweichen können.

Und oft ist – auf beiden Seiten – ein deutlicher Utilitarismus zu verzeichnen hinsichtlich der leichten Lernbarkeit bzw. der leichten Prüfbarkeit eines Stoffgebietes.

Theoretisch ist alles in der drei jährigen Ausbildung zum Ergotherapeuten nach der Ausbildungs- und Prüfungsverordnung vermittelte Wissen „examensrelevant". Dennoch macht es Sinn im Prüfungsstoff für die Examenskandidaten transparente Schwerpunkte zu setzen! Nicht aus minimalformalistischem Antrieb, sondern im Sinne der größtmöglichen Effizienz, sich Wissen fürs Examen – besonders aber auf das künftige Berufsbild anzueignen!

## 1. Die Schwerpunktsetzung

Es ist wichtig, an dieser Stelle die Begriffe „**Schwerpunktsetzung**" und „**Prüfungsvorbereitung**" nochmals zu definieren.

Die „**Schwerpunktsetzung**" innerhalb eines Unterrichtsfaches bedeutet nicht (!) „Eingrenzung". Die „Eingrenzung" versteht sich im Sinne des Ausschlussverfahrens: Der für die Prüfung eingegrenzte Stoff kommt dran, der übrige, ausgegrenzte Stoff, wird nicht abgeprüft.

Die Eingrenzung ist für eine Prüfung wie das staatlich anerkannte Examen in der Ergotherapie nicht angemessen und meist auch nicht zugelassen.

Die Schwerpunktsetzung verfolgt ein anderes Ziel. Sie dient der gezielten Vorbereitung auf prüfungsrelevante Themengebiete, die von entsprechend hoher Priorität sind. In der Prüfung selbst liegt hier der Aufgabenschwerpunkt auch hinsichtlich der Bewertung (Bepunktung) von Aufgaben. Es können, die Schwerpunktgebiete ausschließlich in der Prüfung behandelt werden – müssen jedoch nicht! Es ist zulässig, auch am Rande (!) grundlegendes, (nicht vertieftes!) Wissen zu Themen abzufragen, die nicht in den Schwerpunkt gesetzt wurden!

Die **Prüfungsvorbereitung** umfasst sowohl die **Wiederholung** des prüfungsrelevanten Stoffes wie auch die mentale und formale **Vorbereitung auf die Prüfungssituation selbst!**

Das nur Stoff abgeprüft werden darf, der ausführlich im Unterricht besprochen wurde, versteht sich eigentlich von selbst. Eben darin liegt der Punkt: Sowohl der Dozent, der die Prüfungsaufgaben stellt, wie auch der Studierende, der sich auf die Prüfung vorbereitet, **muss** den Wiederholungsaspekt berücksichtigen!!!

Für den **Dozenten** bedeutet dies, sich – sofern er ein examensrelevantes Fach unterrichtet – möglichst rechtzeitig – spätestens nach der Hälfte seiner Unterrichtsstunden – Gedanken zu machen, wo er seine Schwerpunkte setzen wird. Er sollte diese Themengebiete dann im Unterrichtsgeschehen immer mal wieder stichpunktartig oder verknüpfend im Sinne der Wiederholung aufgreifen.
Hinzu kommt das Repetitorium vor dem Examen, was im folgenden noch näher behandelt wird.

Der **Studierende** sollte ebenfalls möglichst rechtzeitig – spätestens ab der Hälfte seiner Ausbildungszeit – Themengebiete, die von besonderer Wichtigkeit sind – immer mal wieder wiederholen. Gute Gelegenheiten bieten hierzu Prüfungsarbeiten, die während der Ausbildung gestellt werden (sh. hierzu auch das

„Prüfungsmanual"), aber auch während Studienzeiten, oder anlässlich von Hausarbeiten, Referaten, Projektarbeiten bietet sich Gelegenheit, über die eigentliche Aufgabenstellung hinaus, Unterrichtsthemen zu wiederholen. Es ist Teil der Schulphilosophie, auf diesen Umstand die Studierenden immer wieder hinzuweisen!

Der verstaubt wirkende lateinische Leitsatz: „Repetitio est mater studiosum", die Wiederholung ist die Mutter des Lernens" hat absolut seine Gültigkeit!

Das – nahezu neue – Lernen von Stoff für eine Prüfung im Umfang und Anspruch des staatlichen Examens, weil während der Ausbildungszeit kaum wiederholt wurde – birgt ein hohes, hohes Risiko der Überforderung und damit leider auch des Nicht Bestehens der Prüfung!

Im Gegensatz dazu wird ein Studierender, der regelmäßige Gelegenheiten zur Wiederholung wahrgenommen hat, die „heiße Phase" vor dem Examen zwar als erhöhte oder hohe Beanspruchung – aber auch als Herausforderung erleben, sich nun im Besonderen auf den künftigen Beruf vorzubereiten und mit dem Examen unter Beweis zu stellen, dass man sich in den drei Ausbildungsjahren zu einem angehenden Ergotherapeuten entwickelt hat, dessen Fach- Methoden- und Sozialkompetenzen sich sehen lassen können!

Ein weiterer Punkt der Prüfungsvorbereitung ist – die Vorbereitung auf die Prüfungssituation.
Sowohl formal als auch mental.
Auch hier bietet sich bereits während der drei Ausbildungsjahre anlässlich von Klausuren, Referaten etc. ausreichend Gelegenheit. Ich verweise an dieser Stelle nochmals auf das Prüfungsmanual und den Anspruch an eine Schule, die Art der Prüfungen während der Ausbildung so auszuwählen, dass sie auch dem Training für das Examen dienen.

In **formaler** Hinsicht sollte ein Studierender für ein schriftliches Examen auch schriftlich, für das mündliche Examen auch mündlich üben! Dies betrifft sowohl die schriftliche und mündliche Ausdrucksfähigkeit, Grammatik, Syntax, Rechtschreibung, als auch das präzise Antworten auf die Fragestellung in der vorgegebenen Zeit!

Jeder Studierende kennt sicher seine eigenen Schwächen, sei es das korrekte Schreiben eines Fachwortes, die Präzision in der Antwort, das leserliche Schriftbild und so weiter.

**Mental** gilt es sich auch auf die Prüfung vorzubereiten: Der Umgang mit Prüfungsstress, das Fördern von Konzentration und der Abbau von Ablenkung bei unerwünschten Störungen, das Vermeiden von Denkblockaden, das Schaffen von Wohlbefinden und Stärken z.B. durch ein Maskottchen oder energiespendender Nahrung.
Ggf. ist es bei ausgeprägter Prüfungsangst auch notwendig zu professioneller Unterstützung zu greifen, beispielsweise das rechtzeitige (!) Erlernen von Entspannungstechniken unter Anleitung.

## 2. Das Repetitorium

Die Ausbildungs- und Prüfungsverordnung sieht in der Stundentafel zu den einzelnen Fächergruppen die Gruppe „23" vor, in der 250 Stunden zur freien Verteilung auf die anderen Fächergruppen vorgesehen ist.

Eine sinnvolle Möglichkeit zum Umgang mit diesem Freiraum ist das Einrichten von Repetitorien ca. ein viertel Jahr vor der ersten Examensprüfung, bzw. zusätzlich auch zwischen den einzelnen Prüfungsabschnitten.

Die Repetitorien sollten sich nicht auf die einzelnen Fächer beziehen, sondern auf die Prüfungen im Examen.
So gibt es Termine zum Repetitorium „Medizin", „Sozialwissenschaften", „Behandlungsverfahren" um nur die schriftlichen Teile des Examens zu benennen.

Im Repetitorium Medizin stellen sich 1-3 der prüfenden Dozenten für Fragen der Studierenden zur Verfügung!

Formal ist zu beachten:

- Die stoffliche Schwerpunktsetzung ist bereits einige Wochen vor dem Repetitorium abgeschlossen!
- Das Repetitorium ist kein Unterricht mehr! Nicht der Dozent bestimmt die Themen, sondern die Examenskandidaten!
- Das Repetitorium dient nicht dem „Aushorchen" oder „Erfragen" über die Prüfungsaufgaben!
- Das Repetitorium setzt voraus, dass sich die Studierenden bereits in ihrer Vorbereitung auf das Examen mit den jeweiligen Schwerpunktthemen befasst haben, diese bereits gut beherrschen und hier Gelegenheit haben, Missverständnisse aufzuklären, „Knoten im Hirn" zu beseitigen, Wichtige Punkte gemeinsam mit den Dozenten nochmals zu wiederholen etc.

Der Klassenleiter der Examensklasse setzt – in Absprache mit den Dozenten- die Termine für die Repetitorien rechtzeitig fest. Der Repetitorienplan beinhaltet neben den Terminen auch die Benennung des jeweiligen Prüfungsgebietes und die Namen der zu diesem Termin zur Verfügung stehenden Dozenten.

Pro Repetitorium sollte eine Zeit von 2-3 Unterrichtsstunden angesetzt werden.

## 3. Der Bewertungsschlüssel

Die Kriterien der Bewertung sind unterschiedlich.

Die **schriftliche Prüfung betreffend,** wird folgendes Bewertungsschema empfohlen:

**Von der Summe aller erreichbaren Punkte in % ausgehend:**

| erreichte Punkte in % | ergibt Note |
|---|---|
| 100 % - 96 % | 1 |
| 95 % - 86 % | 2 |
| 85 % - 66 % | 3 |
| 65 % - 50 % | 4 |
| 49 % - 21 % | 5 |
| 20 % - 0 % | 6 |

Vor jeder schriftlichen Prüfung sollte die Schule die maximal erreichbare Punktzahl definiert, und die Prozentschritte berechnet – bzw. in die entsprechende Summe der Punkte umgerechnet haben und dieses Bewertungsschema gemeinsam mit den Prüfungsaufgaben der Schulaufsichtsbehörde eingereicht haben.

Zwar sind die erreichbaren Punkte der schriftlichen Prüfung, bzw. einer Teilaufgabe den Schülern nicht zugänglich zu machen, das oben angegebene Bewertungsschema jedoch schon.

Von einem Bestehen der Prüfung wird bei mindestens 50 % ausgegangen.

Die Bewertung einer jeden schriftlichen Aufsichtsarbeit muss schriftlich nachvollziehbar sein. Jeder der beiden Fachprüfer hat seine Bewertung auf einem gesonderten Blatt zu vermerken. In die Arbeit selbst dürfen keine Korrekturen oder Bewertungstendenzen geschrieben werden. Die Prüfungsarbeit wird zusammen mit den beiden unabhängig erstellten (!) Bewertungen der Schulleitung abgegeben.

Zu der Bewertung / Punktevergabe im Einzelnen verweist das Manual auf die Kapitel 4 – 6

*Kapitel 8*

Zur Bewertung der beiden **Praktischen Prüfungen** seien die Empfehlungen der Prüfungsprotokolle in den Kapiteln 9 und 10 des Manuals genannt. Die Multiplikatoren der einzelnen Bewertungsbereiche und die Gewichtung der Bewertungsfelder untereinander sind in Abstimmung mit der Schulaufsichtsbehörde ebenfalls im Vorfeld zu definieren.

Analog ist im Vorfeld der **mündlichen Prüfung** ein Bewertungsschema zu erarbeiten, das sich an den Lösungsvorschlägen aus dem Prüfungsfragenkatalog orientiert.

# Kapitel 9

## Empfehlungen zur Durchführung des praktischen Examens „ergotherapeutische Mittel"

Nach § 7 der APrV hat im praktischen Teil der Prüfung der Prüfling

1. „gemäß eines von ihm
   - **vorher** zu erstellenden Arbeitsplanes
   - **unter Aufsicht**
   - ein Werkstück,
   - **oder** eine Schiene
   - **oder** ein Hilfsmittel
   - **oder** einen anderen therapeutischen Gegenstand anzufertigen und die therapeutischen Einsatzmöglichkeiten zu analysieren und zu begründen"

Zu den Paradigmen der Ergotherapie gehört auf der Basis des ganzheitlichen Menschenbildes, dem Menschen das Bedürfnis nach einem Lebenssinn und nach sinngebenden Handeln zu unterstellen.

Die berufliche Ethik der Ergotherapie bezieht sich daher auch auf das Unterstützen, Fördern und Wiederherstellen von Handlungsfähigkeit bei ihren Patienten.

Handwerklich-Gestalterisches-Tun empfiehlt sich daher sowohl als *Methode* als auch als *Medium*, die Handlungsfähigkeit des Patienten zu fördern.

Auswahl und Einsatz handwerklich-gestalterischer Medien und Methoden gehorchen denselben Kriterien von

- Befunderhebung
- Therapieplanung
- Therapiedurchführung
- Evaluation
- und Dokumentation

wie alle anderen ergotherapeutischen Verfahrensweisen auch.

Dennoch stellt die Analyse der therapeutischen Relevanz in der praktischen Prüfung „ergotherapeutische Mittel" einen, meiner Ansicht nach, noch immer zu kleinen Teil der Prüfungsanforderungen dar.

Der angehende Ergotherapeut muss auch hier die Balance finden zwischen den Ansprüchen an seine eigene (unter „gesunden" / „normalen" Aspekten gemessene) handwerklichen Kompetenzen und dem Transfer auf die „Machbarkeit" für Patienten mit Fähigkeitsstörungen und Beeinträchtigungen.

„Ergotherapeutische Mittel" in der praktischen Prüfung umfasst viele Ansprüche:

## 1. Arbeitsplanung

Diese kennzeichnet die Basisfähigkeit, unabhängig ob sich die Planung auf die Fertigung eines Werkstückes, eines Hilfsmittels, auf eine funktionelle Therapieeinheit, auf ein ADL Training o. a. bezieht.
Jede ergotherapeutische Behandlungseinheit bedarf der sorgfältigen Planung im Voraus.

Die Planung einer Therapieeinheit findet auch in der praktischen Prüfung „ergotherapeutische BV" nochmals ihre Entsprechung.

Die **Anforderungen der Arbeitsplanung in der Prüfung** „ergotherapeutische Mittel" konzentrieren sich daher auf die Basiskompetenzen,

- **Auswahl der Materialien, Werkzeuge und Hilfsmittel**
- **Sicherheit, Ordnung und Sauberkeit am Arbeitsplatz**
- und die mündliche oder schriftliche Fähigkeit,
- **Handlungsabläufe übersichtlich,**
- **vollständig** und
- **in der richtigen Reihenfolge** darzustellen

## 2. Anfertigung eines Werkstückes im Hinblick auf die handwerklichen Fähigkeiten des Ergotherapeuten

Ergotherapeuten setzen Handwerkstechniken zur Behandlung ein. Dies setzt voraus, dass der Therapeut selbst mit der Handwerkstechnik vertraut ist, mit dem Verhalten und der Eignung des Materials, mit den Bedingungen des räumlichen Umfelds, der Werkzeuge, der Sicherheitsmaßnahmen etc.

Die Anforderungen der handwerklichen Fähigkeiten in der Prüfung „ergotherapeutische Mittel" konzentrieren sich daher auf die Basiskompetenzen,

- Richtige **Wahl des Arbeitsplatzes**
- **Einsatz der Materialien und Werkzeuge**
- Einhaltung von Sicherheit, **Sauberkeit und Ordnung am Arbeitsplatz während des Arbeitens**
- **Sorgsamer und ressourcenorientierter Umgang mit Material und Werkzeug**
- **Arbeitsrhythmus / Pausen / Zeiteinteilung**
- **Arbeitsergebnis im Hinblick auf die Vorgaben**
- **Funktionstüchtigkeit**
- **Ästhetik / Sorgfalt**

## 3. Herstellen eines Hilfsmittels / einer Schiene im Hinblick auf die spezielle therapeutische Einsetzbarkeit

Es gehört zum Berufsbild des Ergotherapeuten ein gewisses „Geschick" im Hand-Werk zu haben. Diese Anforderung bezieht sich jedoch nicht in erster Linie, wie in manchen ergotherapeutischen Bastelabteilungen immer noch schauerlich dargestellt, auf ästhetisch-kreative Kompetenzen der Raumgestaltung. Ergotherapeuten sollten adaptieren können. Sie sollten in der Lage sein, mit geeigneten und wirtschaftlich angemessenen Materialien, insbesondere im ADL Bereich des Patienten Hilfen und Erleichterungen schaffen zu können.

- Griffverdickungen und -Verlängerungen,
- Haltevorrichtungen,
- Anziehhilfen,
- Orientierungshilfen in verschiedenen Qualitäten
- Adaptionen im Handling von Alltagsgegenständen
- Herstellen funktioneller Spiele

sind nur einige Beispiele.

Eine besondere Form therapeutisch-handwerklichen Geschicks stellt der Bau von Lagerungs- und Funktionsschienen, meist mit thermoplastischem Material dar. Der Bau einer Schiene wird in der APrV explizit als Möglichkeit des Prüfungsstückes benannt. Die Umsetzung kann sich jedoch in einer Prüfungssituation als schwierig gestalten: Ein wesentliches Kriterium zur Beurteilung ist die Passform, bzw. die Funktionsfähigkeit der Schiene unter Berücksichtigung des therapeutischen Einsatzes bei einer speziellen Erkrankungssituation am Patienten! Man würde also zumindest ein „Modell" einer Hand, eines Fingers, oder eines Armes benötigen, bzw. eine Person, die sich (ggf. mit einer simulierten Erkrankung / Behinderung) als Modell zur Verfügung stellt. Das Manual empfiehlt daher eine sorgfältige Abwägung, ob die

Anfertigung einer Schiene als Prüfungsaufgabe gestellt werden sollte.

Unter Umständen kann es sich als zweckmäßig erweisen – soll auf die Möglichkeit des Schienenbaus als Prüfungsarbeit nicht ganz verzichtet werden, diese Option für die Prüfung in ergotherapeutischen BV vorzusehen, vorausgesetzt, es steht eine Einrichtung zur Verfügung, in der ein entsprechendes Klientel den Bedarf hat (z. B. Rheumatologische Fachklinik).

## 4. Die Gestaltung eines Werkstückes im Hinblick auf die Anwendung in einer speziellen ergotherapeutischen Behandlung.

Dieses Prüfungskriterium befasst sich nicht in erster Linie mit den fachlich-handwerklichen Kenntnissen des Prüflings, sondern es geht hier um den Einsatz eines Mediums aus dem handwerklichen Bereich am Patienten. In erster Linie ist hier an die motorisch-funktionellen und psychosozialen Einsatzgebiete zu denken. Das Handwerk selbst dient als therapeutisches Medium im Sinne der Prozess- und / oder der Ergebnisorientierung zum Zwecke der Therapie. Befähigungen des Therapeuten, die unter 2) beschrieben sind, werden hier vorausgesetzt.

**Prüfungsrelevant ist hier zum einen die Handwerksanalyse an sich:** wie kann das Flechten eines Peddigrohrkorbs oder das Gestalten eines Seidentuches therapeutischen Einsatz finden? In wiefern hat die Länge und Handhabung des Flechtfadens einen Einfluss auf eine Schultermobilisation? Welche Indikationen und Contraindikationen sind im Einsatz von Seidenmalerei in „Nass-in Nass-Technik" bei einem Patienten mit Störungen der Konzentration zu beachten?

**Zum anderen geht es auch hier um die Fähigkeit zu Adaptionen:** wie können Flechtfäden farbig markiert werden, um dem Patienten die Einhaltung des Flechtmusters zu erleichtern? Benötigt der Patient beim Halten der Flechtfäden eine Greifhilfe?

Welcher Art? Welche Farben sind zu vermeiden, die beim unbeabsichtigten Ineinanderfließen einen unerwünschten Mischfarbton geben könnten? Gibt es Möglichkeiten der Strukturhilfen in der Seidenmalerei „Nass-in-Nass-Technik" ?

Zusammenfassend werden also die Basiskompetenzen eines Ergotherapeuten in Bezug auf den Einsatz therapeutischer Mittel in vier Bereiche spezifiziert:

- Arbeitsplanung,
- Anfertigen eines Werkstücks im Hinblick auf die handwerkliche Fähigkeit des Therapeuten,
- Herstellen eines therapeutischen Mediums im Hinblick auf die Einsetzbarkeit und
- Gestaltung eines Werkstückes im Hinblick auf die Anwendung in einer speziellen ergotherapeutischen Behandlung.

In der praktischen Prüfung gilt es, diese Bereiche in schriftlicher, praktischer und ggf. mündlicher Form darzustellen:

I. Die Prüfung beginnt mit der schriftlichen Fertigung einer Arbeitsplanung in Bezug auf das zu Fertigende Prüfungsstück.

II. Dem folgt die praktische Arbeit an, bei welcher der Patient die Auswahl hat, entweder ein Werkstück oder ein Hilfsmittel gemäß bestimmten Vorgaben herzustellen.

III. In mündlicher oder schriftlicher Form schließt sich die Reflexion und

IV. die Analyse der therapeutischen Einsatzmöglichkeiten und deren Begründung an.

Die Praktische Prüfung „ergotherapeutische Mittel" ist unter Aufsicht durchzuführen.

Das Manual regt an, zur Überprüfung der Kriterien:

- Richtige Wahl des Arbeitsplatzes
- Einsatz der Materialien und Werkzeuge

- Einhaltung von Sicherheit, Sauberkeit und Ordnung am Arbeitsplatz während des Arbeitens
- Sorgsamer und ressourcenorientierter Umgang mit Material und Werkzeug
- Arbeitsrhythmus / Pausen / Zeiteinteilung

explizite Beobachtungssequenzen der einzelnen Prüflinge während des Zeitraumes der praktischen Arbeit durch die Prüfer (analog einer Sichtstundensituation) einzufügen.

Von diesem Prüfungskriterien müssen die Prüflinge jedoch vor der Prüfung explizit informiert und ein entsprechendes Protokoll angefertigt werden!

Der Prüfling sollte die Möglichkeit haben, die Prüfungsaufgabe durch ein Losverfahren mit zwei alternativen Aufgaben, aus denen der Prüfling aussuchen kann, zu ziehen.

Die Alternativen sollten sich jeweils auf ein Werkstück und ein Hilfsmittel beziehen.

Die **Wertung der einzelnen Prüfungsabschnitte** wird durch die APrV nicht explizit vorgegeben. Es besteht die Möglichkeit, die Planung und Durchführung (I + II) sowie die Reflexion und therapeutische Würdigung (III + IV) in der Wertung zu halbieren. Der DVE bzw. der VDES gibt weitere Empfehlungen.

Nachfolgend findet sich ein Vordruck zum Prüfungsprotokoll.

*Kapitel 9*

# Prüfungsprotokoll

(Ergotherapeutische Mittel nach ErgThAPrV §7 Abs.1 Nr.1)

(je 1 Protokoll pro Prüfer)

Datum der Prüfung: _____

Name des Examenskandidaten: _____

Name des Prüfers: _____

## Erstellung des Gegenstandes:

| I. Bewertung der Arbeitsplanung | Teilnote | Multi-plikator | Gesamt-note |
|---|---|---|---|
| Beschreibung des Arbeitsvorhabens | | | |
| Beschreibung des Arbeitsplatzes | | | |
| Beschreibung des Ablaufes | | | |

| II. Bewertung des Fertigungs-vorganges | Teilnote | Multi-plikator | Gesamt-note |
|---|---|---|---|
| Arbeitsplatzgestaltung | | | |
| Arbeitshandlung | | | |
| Erfüllung formaler Aspekte | | | |
| hinsichtlich der Aufgabenstellung | | | |
| Erfüllung technischer Aspekte | | | |

© 2004 verlag modernes lernen – Dortmund • aus: Fenske-Deml, Bestell-Nr. 1049

## Reflexion und Analyse therapeutischer Einsatzmöglichkeiten

| III. Bewertung der Reflexion | Teilnote | Multi-plikator | Gesamt-note |
|---|---|---|---|
| Reflexion zur Planung und zur Erstellung des Werkstückes | | | |
| Alternative Lösungsmöglichkeiten | | | |

| IV. Bewertung von Analyse und therapeutischen Einsatzmöglichkeiten | Teilnote | Multi-plikator | Gesamt-note |
|---|---|---|---|
| Anforderungen an die Herstellung des Gegenstandes | | | |
| Darlegung der therapeutischen Einsatzmöglichkeiten mit Begründung | | | |

| | Gesamtnote des Teilbereichs | Multi-plikator | Gesamt-note |
|---|---|---|---|
| 1. Erstellung des Gegenstandes | | | |
| 2. Reflexion und Analyse | | | |

**Endnote des Fachprüfers:** _____

..................................................
Unterschrift des Prüfers

*Kapitel 9*

# Kapitel 10

# Empfehlungen zur Durchführung des praktischen Examens „ergotherapeutische Behandlung"

## 1. Allgemeine Regelungen

### § 7 Praktischer Teil der Prüfung

Im praktischen Teil der Prüfung hat der Prüfling
1. (...)
sowie
2. „mit einem Patienten oder einer Patientengruppe eine ergotherapeutische Behandlung durchzuführen
- die auf der Grundlage eines schriftlichen Prüfungsberichtes
- über die ergotherapeutische Befunderhebung
- die Behandlungsplanung
- und die Durchführung

beruht."

Die praktische Prüfung am Patienten ist zweifellos die Königsdisziplin im Examen.

Nie mehr wieder in seiner beruflichen Laufbahn wird ein Ergotherapeut bis zu 4 Tage Zeit für die therapeutische Diagnostik und Behandlungsplanung eines einzigen Patienten haben und nie mehr wieder wird er mit der Behandlung eines Patienten im Mittelpunkt der Aufmerksamkeit der ergotherapeutischen Abteilung stehen.

Bei allem Stress, der zweifellos mit einer Prüfungssituation einhergeht – man kann es auch genießen!

Die Praktika während der Ausbildung sollten ausreichend Gelegenheit geboten haben, die „Sichtstundensituation" zu beüben.

Leider erinnern Patientenbehandlungen, die als Sichtstunden stattfinden oftmals mehr an eine Zirkusvorstellung als an Therapie.
Und über die meisten „Praktikumsberichte" rümpfen die „Praktiker" der Einrichtung die Nase, dass eine „derart detaillierte Berichterstattung" „in der Praxis" nie vorkäme und Praktikumsberichte daher „nur für die Schule" seien – wenn nicht gar „für die Katz'".

Es ist oftmals schwer, die Balance zu finden zwischen den möglichst praxisnahen und Ergotherapie-alltagsgerechten Anteilen – und der Ausbildungssituation, in der sich jeder Praktikant trotz großer Nähe zu der Arbeit eines staatlich anerkannten Ergotherapeuten immer noch befindet.

Dennoch muss ein in Ausbildung befindlicher Ergotherapeut auch und gerade in einer Situation mit hohem Praxisanspruch immer wieder nachweisen, dass er weiß, was er da tut. Und diesen Nachweis erbringen eben Prüfungen, insbesondere das staatlich anerkannte Examen, in der der Prüfling unter Beweis stellen muss, dass er in allernächster Zeit nach bestandener Prüfung selbstständig und eigenverantwortlich Patienten behandeln kann.

So tut der Praktikant gut daran, sich während seiner Ausbildung auch gerade hierin zu trainieren und gewissermaßen „nebenbei" Prüfungen abzulegen.

Daraus resultiert die Maxime zu jeder Prüfungsform im Praktikum:

Nicht die Prüfung selbst sollte im Mittelpunkt stehen, sondern die ergotherapeutische Arbeit, deren Qualität mit einer Prüfung unter Beweis zu stellen ist.

Die Empfehlungen dieses Manuals beziehen sich demnach auf folgende „Praxissituationen" aus denen eine „Prüfungssituation" entsteht, die der Praxis sehr ähnlich ist, nur eben etwas intensiver, da – wie schon erwähnt – der Prüfling seine Kenntnisse unter Beweis stellen muss.

**Detaillierte Erstellung eines Behandlungsplanes**, der insbesondere folgende Punkte umfasst:
- Ergotherapeutische Diagnostik mit Darstellung und Begründung der gewählten Methoden und Medien.
- Resümee der Befunderbegnisse im Hinblick auf Defizite und Ressourcen des Patienten
- mit daraus folgender Behandlungsplanung und Therapiezielformulierung.
- Darstellung der gewählten Therapiemethoden und -Medien sowie der therapeutischen Vorgehensweise.

**Durchführung einer Therapieeinheit** auf der Grundlage des Behandlungsplanes.

**Verbale Darstellung der ergotherapeutischen Arbeit im Anschluss an die Patientenbehandlung,**
- mit Begründung der Vorgehensweise.
- Reflexion über den Therapieverlauf mit Überlegungen zu Modifikationen.

Im Gegensatz zu den Vorgaben alten APrO schließt die Prüfung *nicht mehr* „Fragen aus den .... zugrunde liegenden und verwandten Fachgebieten" ein.

## 2. Das procedere zur Auswahl des Prüfungsbereiches

Über das **procedere zur Auswahl des Prüfungsbereichs und der Einrichtung**, in der die Prüfung abgelegt wird, schweigt sich der Gesetzgeber aus, der DVE und der VDES haben Empfehlungen entwickelt und die jeweiligen Schulaufsichtsbehörden definieren spezielle Vorgaben.

Das Manual ergänzt diese durch **Grundsatzüberlegungen:**

Die APrV sieht zur praktischen Ausbildung vor:
- ein Praktikum im psychosozialen Bereich
- ein Praktikum im motorisch funktionellen, neurophysiologischen oder neuropsychologischen Bereich

- ein Praktikum im arbeitstherapeutischen Bereich

Dabei soll sich jeweils ein praktischer Einsatz auf die Arbeit mit Kindern oder Jugendlichen, Erwachsenen und alten Menschen erstrecken.

Analog zu den Vorgaben der praktischen Ausbildung gestaltet sich die praktische Prüfung.

Nun wird die praktische Ausbildung an den einzelnen Schulen unterschiedlich gehandhabt:

- Einerseits können aus den Vorgaben der drei Praktikumsbereiche mehr als drei Praktika realisiert werden – an einigen Schulen durchläuft der Schüler vier, oder gar 5 Praktika,
- andererseits ist die Einteilung der drei Praktikumsblöcke über die drei Ausbildungsjahre hinweg unterschiedlich:
  - In manchen Schulen schließt sich das Examen recht kurzzeitig an das letzte Praktikum an,
  - bei anderen Schulen liegen zwischen dem letzten Praktikum und dem Examen mehrere Monate.

Nach Empfehlungen des DVE und VDES sollte der Prüfling an einer Praktikumsstelle geprüft werden, die er in seiner Ausbildung durchlaufen hat und er soll den Bereich, in dem er geprüft wird, per Los ziehen.

**Die Praktikumsstellen und vor allem die Prüflinge haben weitere Bedürfnisse:**

Der **Prüfling** würde sich sowohl den Bereich, als auch die Praktikumsstelle am liebsten auswählen. An manchen Schulen gilt das letzte Praktikum vor dem Examen den Bereich als auch die Stelle betreffend bereits als Vereinbarung über die Examensprüfung.

Die **Praktikumsstellen** machen teilweise die Einschränkung, nur Praktikanten zur Prüfung zu akzeptieren, die während ihrer Ausbildung dort waren, gleichzeitig wird oftmals die Anzahl der Prüflinge auf einen – bis höchstens zwei beschränkt.

**Und die Schulen? Die haben mitunter einen Balanceakt vor sich:**

Zur Realisierung der Prüfung im vorgegebenen Zeitraum und mit den zur Verfügung stehenden Prüfern, sind sie oft auf Schulstandort nahe Praktikumsstellen angewiesen – eine Fahrt von einer Stunde von Prüfung zu Prüfung kann schon erhebliche logistische Probleme aufwerfen, wobei die Zeit nicht nur durch Entfernung sondern auch durch die Verkehrslage (Staus in Ballungsgebieten) ein Problem darstellen kann.

Außerdem hat eine Praktikumsstelle in der Regel über die dreijährige Ausbildungszeit hinweg drei, wenn nicht gar mehr Praktikanten aus einem Kurs, die alle diesen Praktikumsplatz als „ihre" Prüfungsstelle betrachten könnten. Akzeptiert die Einrichtung jedoch nur einen oder zwei Prüfungskandidaten, muss wiederum gelost werden, was dazu führen kann, dass der „unterlegene" Prüfling eine Einrichtung wählen muss, an der er selbst nicht im Praktikum war und dies dann im Sinne der Empfehlungen des DVE als eine Benachteiligung wertet, was schlimmstenfalls beim Prüfling eine negative Voreinschätzung über das Gelingen seines Praktikums mit sich bringt.

Gibt es einen „Königsweg" ? Sicher nicht – aber es können Prioritäten gesetzt werden:

Die drei – in etwa gleichwertigen (!) – Wichtigkeiten bei der praktischen Prüfung sind aus Sicht des Manuals:

1. Der **Patient**, der sich im Rahmen seiner ergotherapeutischen Behandlung als „Prüfungspatient" bereit erklärt.
2. Der **Prüfling**, der nur in therapeutischen Behandlungsverfahren geprüft wird, die seiner praktischen Ausbildung entsprechen, jedoch nicht zwingend in der Einrichtung, in der er sein Praktikum absolviert hat!
3. Die **Schule**, die formal und inhaltlich eine Prüfung, insbesondere die Anfahrtswege und -Zeiten betreffend organisieren muss.

Wie kann ein procedere zur Vorbereitung der praktischen Prüfung im Examen „ergotherapeutische Behandlungsverfahren also aussehen?

## 3. Tipps zur Prüfungsplanung

**TIPP 1**

Die AnleiterInnen der Praktikumsstellen, die sich selbst als Prüfungsstelle zur Verfügung stellen, oder von der Schule als Prüfungsstelle präferiert werden, sollten rechtzeitig, mindestens ein halbes Jahr vor dem Examen zum Gespräch gebeten werden: Entweder durch eine Einladung in Form einer Anleiterkonferenz an die Schule zu kommen, oder durch persönliche Besuche der Fachbetreuer an der Praktikumsstelle.

Dabei müssen insbesondere **drei Punkte** verbindlich (!) geklärt werden:

- **Ist ein Examenspraktikum, bzw. die Prüfungssituation selbst** (mit mindestens zwei Prüfern und ggf. noch Anwesenheit eines Vertreters der Schulaufsichtsbehörde) in der Einrichtung möglich? Stehen grundsätzlich Patienten zur Auswahl, denen von ihrem Krankheitsbild her, eine solches therapeutisches Setting zuzumuten ist? Können die Therapieformen variiert werden? Z.B. Statt Gruppentherapie auch Einzeltherapie oder umgekehrt, oder statt Therapie im Behandlungsraum auch Therapie im Krankenzimmer des Patienten oder umgekehrt.
  **Zu diesem Punkt sei abschließend die Bemerkung erlaubt, dass selbstverständlich eine Examensprüfung auch für die Therapeuten vor Ort eine zusätzliche Belastung darstellt. Im Sinne der Berufsethik und der Solidarität für angehende KollegInnen, sollte dieser zusätzlicher Mehraufwand jedoch kein Hinderungsgrund sein, sich zur Verfügung zu stellen!**

- **Erklärt sich die Praktikumsstelle bereit, für den Zeitraum der Examensprüfung mehr Praktikanten als sonst üblich** zuzulassen? Insbesondere für die Auswahl von Einrichtungen, die sich in enger räumlicher Nähe zu der Schule befinden wäre dies sehr hilfreich, wenn beispielsweise statt sonst ein Praktikant, zwei oder gar drei Prüflinge diese 5 Tage in der Einrichtung verbringen könnten.

- **Erklärt sich die Praktikumsstelle bereit, ggf. auch einen Examenskandidaten aufzunehmen, der zwar hinsichtlich des Klientels und der therapeutischen Behandlungsweise ein Praktikum absolviert hat, nicht jedoch in dieser Einrichtung?** Wie bereits erwähnt, besteht immer wieder berechtigter Anlass, dieses Lieblingsauswahlkriterium „wir nehmen nur Examensprüflinge, die bei uns im Praktikum waren" in Frage zu stellen. Beispielsweise, wenn eine Einrichtung beim besten Willen nicht mehr als einen – zwei Prüflinge aufnehmen kann, und andere Bewerber um diesen Platz dann ausweichen müssen oder wenn eine Praktikumsstelle sehr weit weg vom Schulstandort ist, daher als Prüfungsstelle nicht in Frage kommt und die Prüflinge, die dort während ihrer Ausbildung im Praktikum waren, Alternativen benötigen.

**TIPP 2**

Die Prüflinge sollten – etwa 3-4 Monate vor dem Examen (oder auch etwas eher) **per Losverfahren** den Prüfungsbereich gemäß der Einteilung aus der APrV ziehen. Dabei empfiehlt es sich, je ein Drittel der insgesamt benötigten Stellen (plus einigen Ausweichmöglichkeiten) hinsichtlich der Prüfungsbereiche vorzusehen.
So wird ein Drittel der Examenskandidaten im psychosozialen Bereich geprüft werden, ein weiteres Drittel im arbeitstherapeutischen Bereich usw.

In diesem Zusammenhang sei ein „offenes Wort" gestattet: Es gibt immer noch Schulen, an denen sich die Schüler ihren Prüfungsbereich in „ergotherapeutischen BV" auswählen dürfen.
Ich halte dies sowohl berufsethisch wie auch berufspolitisch für unverantwortlich!

Unsere Schulen haben in den drei Jahren angehende ErgotherapeutInnen auszubilden, die für ihren Start ins Berufsleben über ein solides und umfangreiches Basiswissen verfügen! Eine frühzeitige Spezialisierung ist ganz und gar unangemessen. Natürlich entwickelt sich bei vielen Ausbildungsteilnehmern im Verlauf der drei Jahre eine Präferenz für ein bestimmtes Gebiet und es ist sehr verständlich, dass nach dem Examen hier auch der künftige Arbeitsplatz gesucht wird. Viele Bewerber an unserer Schule haben gar zu Beginn eine feste Vorstellung über ihr künftiges Tätigkeitsfeld. Wir wissen aber auch, dass Schüler die Ausbildung oft genug utilitaristisch angehen und schon Theoriefächer in „wichtig" und „unwichtig" einteilen. Was würde das für die berufliche Ethik schlimmsten Falls bedeuten? Das nur das Praktikum im späteren angestrebten Arbeitsgebiet „wichtig" sei, mit der Gewissheit, ja auch nur hierin im Examen geprüft zu werden, weil man es sich ja auswählen kann. Die anderen, weniger wichtigen, wenn nicht gar unwichtigen Praktika werden halbherzig oder gar desinteressiert (am Patienten) absolviert. Und was ist, wenn der ohnehin angespannte Arbeitsmarkt dann nach dem Examen keine gewünschte Stelle frei hat? Für dieses unvorhergesehene Tätigkeitsfeld schlecht ausgebildete Jungtherapeuten, weil während der Ausbildung für unwichtig gehalten, besiedeln dann – um überhaupt einen Job zu haben, ebenso halbherzig dann Arbeitsbereiche, – auf Kosten der Patienten.

Ich habe absichtlich eine extreme Darstellung gewählt. Auch wenn die Mehrheit der Ausbildungsteilnehmer keine derartige „Schwarz-Weiß" Darstellung ihres künftigen Berufes vornimmt – einige Wenige bleiben doch.

Um es abschließend nochmals deutlich zu machen: Der Examenskandidat soll nur in den Behandlungsverfahren geprüft werden, die er während seiner praktischen Ausbildung erlernt hat. Es gibt jedoch keinerlei Veranlassung, irgendwelche Vorlieben hinsichtlich des Klientels, der Krankheitsbilder oder gar der Praktikumseinrichtung in den Vordergrund zu schieben!

So endet also der TIPP 2 mit der Auswahl des Prüfungsgebietes (nicht des Prüfungsortes!) per Losverfahren, rechtzeitig vor der Prüfung, damit der Prüfling sich im Zuge seiner Examensvorbereitung auch noch mal die Behandlungsverfahren in Erinnerung rufen kann, die er voraussichtlich benötigen wird, wenn er eine Prüfung im psychosozialen, oder arbeitstherapeutischen oder motorisch-funktionellen / neurophysiologischen / neuropsychologischen Bereich machen wird.

## TIPP 3

Die Fachprüfer der Schule gleichen nun den ausgelosten Prüfungsbereich des einzelnen Schülers mit seinen bisherigen Praktika und den für die Examensprüfung zur Verfügung stehenden Stellen ab.

Hierbei *kann* die Empfehlung Beachtung finden, den Prüfling, nach Möglichkeit einer ihm bereits bekannte Stelle im Examen zuzuteilen.

Priorität hat jedoch der Abgleich zwischen den Kenntnissen des Prüflings aus seinen bisherigen Praktika, die dem gelosten Prüfungsbereich entsprechen und damit die Auswahl der Praktikumsstelle, an denen die entsprechenden Behandlungsverfahren durchgeführt werden können. Zur Objektivierung dienen u.a. die Beurteilungen der Anleiter aus den Praktika, welche die Tätigkeitsbereiche des Praktikanten darstellen sollten.

Möglicherweise muss dies hier schon im Vorfeld rechtzeitig zwischen den Anleitern der Praktikumseinrichtung und den Fachprüfern abgeklärt werden.

## TIPP 4

1-2 Wochen vor der praktischen Prüfung erfolgt die Auswahl der möglichen Prüfungspatienten in den Einrichtungen durch die Fachprüfer in Abstimmung mit den dort tätigen ErgotherapeutInnen. In diesem Zusammenhang sollten auch die Prüfungstermine und -Uhrzeiten abgeglichen werden. Wichtig ist hier auch, Spielräume für unvorhersehbare Störungen mit einzubeziehen!

**TIPP 5**

Der Prüfling erfährt die „harten Daten" zu der ausgewählten Einrichtung, dem Beginn seines Examenspraktikums, dem Prüfungstermin und -Uhrzeit rechtzeitig aber dennoch kurzfristig vor der praktischen Prüfung. Das Manual empfiehlt, dies beispielsweise am späten Nachmittag des letzten Prüfungstages der praktischen Prüfung „ergotherapeutische Mittel" durchzuführen. Siehe hierzu auch den „Examens-check-up" im Anhang.

## 4. Die Examensprüfung

Der Prüfling erscheint dann zum ersten Tag seines „Examenspraktikums" in der Einrichtung, wo ihm sein Prüfungspatient, bzw. im Zweifelsfalle der / die Ausweichpatient/en zugewiesen werden. Die Patienten sollten nach Möglichkeit von der besonderen Situation informiert und vor allem einverstanden sein.

Darüber hinaus sollte dem Examenskandidat alle „hardware" zur Verfügung gestellt werden, die vermutlich benötigt wird. Dazu gehören selbstverständlich auch die Patientenunterlagen, die so vollständig wie möglich durch den Anleiter vorbereitet sein sollten. Es wäre unangemessen, wenn der Prüfling selbst erst langwierig Telefonate mit behandelnden Ärzten o.ä. führen müsste um an relevante Fakten heranzukommen. Auch die „Rote Liste" oder relevante Fachliteratur sollten bereit stehen.

Handelt es sich bei dem Examenskandidaten um einen Neuling in der Einrichtung, so sollte sich jemand aus dem therapeutischen Team am ersten Vormittag angemessen Zeit nehmen, den Prüfling über Räumlichkeiten, Patientenbereiche, Ausstattung, Hausordnung, Verwaltungsvorschriften etc. wie sie vermutlich von Relevanz sein werden, zu orientieren, so dass der Examenspraktikant so schnell als möglich starten kann.

Es sei nochmals ausdrücklich darauf hingewiesen, dass die in der Einrichtung tätigen Therapeuten dem Kandidaten zwar formale, jedoch keine inhaltlichen Hilfestellungen geben dürfen, was die Prüfung und den Behandlungsplan betrifft!

Der Examenskandidat sollte seine Zeit während des Examenspraktikums frei einteilen können. Er wird sich sicher primär an seinem Patienten orientieren. Ihm soll aber die Möglichkeit gegeben werden, seinen Examensbericht auch außerhalb der Einrichtung zu erstellen.
Es entspricht dem allgemeinen Umgang, dass der Prüfling seine An- bzw. Abwesenheit in der Einrichtung entsprechend meldet.

Die ergotherapeutische Diagnostik, die Erstellung des Behandlungsplanes, die Durchführung der Therapieeinheit und die anschließende Reflexion mit Bewertung und Begründung entsprechen grundsätzlich den selben Empfehlungen, wie sie bereits im „hier steht´s" Praktikumsmanual beschrieben wurden.

Hier nochmals – im Hinblick auf die Examensprüfung etwas modifiziert, der Gliederungsrahmen des Behandlungsplanes und einige Empfehlungen zur „Sichtstunde":

Das Manual empfiehlt folgenden Gliederungsrahmen und weist ausdrücklich darauf hin, dass es sich um eine ganz allgemeine Vorgabe handelt. Welche Punkte tatsächlich sich im Behandlungsplan wieder finden, ist selbstverständlich von der konkreten Patientensituation abhängig!

**1. Beschreibung der Patientin / des Patienten (wahlweise: „des Kindes")**

   1.1 (geänderter!) Name, Alter (ohne Datum), Schulbildung / (ehem.) Beruf(e)

   1.2 Ärztliche Diagnose(n), Krankengeschichte (mit Quellenangabe / Datum)

   1.3 Derzeitige Medikation (incl. Hauptanwendungsgebiete und therapierelevanter (!) Nebenwirkungen)

## 2. Erstkontakt zum Patienten

Kurze Beschreibung des Ersteindruckes bzw. der ersten Informationen durch den Patienten.

## 3. Biografische Anamneseerhebung

Insofern erforderlich. Kann auch aus der ärztlichen Anamnese / Pflegeanamnese oder ähnlichen Quellen unter Angabe der Quelle und Datum übernommen werden.

## 4. Ergotherapeutische Diagnostik

- 4.1 Gesamteindruck und Charakterisierung des hauptsächlich therapierelevanten Krankheits-bildes.
- 4.2 Ressourcen / Defizite in der Mobilität des Patienten (Innen- und Außenbereich)
- 4.3 Ressourcen / Defizite in der Selbstständigkeit (individuelle und soziale Kompetenzen)
- 4.4 Ressourcen / Defizite die psychische Verfassung betreffend
    - 4.4.1 Hier ggf. einen speziellen psychosozialen ET-Befund erstellen
- 4.5 Ressourcen / Defizite in der Motorik und Sensorik
    - 4.5.1 Hier ggf. spezielle ET-Befunde erstellen insbesondere im Hinblick auf Muskeltonus und Gelenkbeweglichkeit; taktil-kinästhetisches Empfinden; Schmerzwahrnehmung und -Verarbeitung; Hören, Sehen, Riechen, Schmecken....
- 4.6 Orientierung in allen Qualitäten
    - 4.6.1 Situative-, persönliche-, räumliche-, zeitliche- und örtliche Orientierung
- 4.7 Entwicklungsstatus
    - 4.7.1 insbesondere die pädiatrische ET-Diagnostik betreffend z.B. Motorik, Perzeption, Sprachvermögen, Kognition.

4.8 Neuropsychologischer Status

    4.8.1 Hier ggf. ausführliche neuropsychologische ET-Diagnostik z.B. Apraxien, Agnosien; Aphasien; Körperschemastörungen, Beeinträchtigungen in der räumlichen Orientierung ...

4.9 Kognitiver Status

4.10 Sozialverhalten, Hobbys, sonstige Aktivitäten

**5. Therapieplanung für die Prüfungssichtstunde**

5.1 Wünsche und Bedürfnisse des Patienten / ggf. vitale Indikation

5.2 Zielfestlegung hinsichtlich der Prognosen / Statuserhalt

5.3 Beschreibung des aktuellen Zustandes und daraus resultierend eindeutige Formulierung der nächstliegenden Therapieziele

5.4 Erläuterung des Methoden und Medieneinsatzes / ggf. Erläuterung der gewählten Sozialform (Einzel-, Paar-, Gruppentherapie)

5.5 Beschreibung der Therapieeinheit der „Sichtstunde"

Der fristgerechte Abgabetermin des Behandlungsplanes muss im Vorfeld definiert sein. Das Manual empfiehlt, 1 – 1 ½ Tage vor dem Prüfungstermin die Abgabefrist zu setzen. Ein Versäumen der Frist hat die Konsequenz der Note „ungenügend" für den Bericht!

Wie im Examens-Check up vermerkt, sollte ein entsprechender Umlauf des Behandlungsplanes für die beiden Fachprüfer organisiert sein. Die Korrekturen und die Benotung der Berichte sind auf einem gesonderten Blatt pro Fachprüfer aufzuzeichnen! Nicht im Behandlungsplan selbst.

Um die Korrekturarbeit zu vereinfachen hier noch zwei Empfehlungen:

- Der Behandlungsplan sollte vor Abgabe durch den Prüfling kopiert werden. So können die jeweiligen Fachprüfer gleichzeitig den Bericht sichten!

- Der Behandlungsplan muss mit der Schreibmaschine / mit dem PC geschrieben sein, eine ansprechende Aufmachung haben und in einen „Schnellhefter" o.ä. geheftet sein.

**Sichtstundenfähig** ist grundsätzlich alles, was für den Patienten indiziert und therapeutisch verantwortbar ist.
Auch beispielsweise Erstkontakte, Befunde und Abschlussuntersuchungen sind sichtstundenfähig!
Sollte der ausgewählte Patient nicht therapiefähig sein, so muss auf einen Ersatzpatienten ausgewichen werden.
Die Therapiezeit sollte auf 30 max. 40 Minuten begrenzt sein.
Eine Verkürzung der Therapie, wenn der Patient sich nicht wohl fühlt o.ä. ist selbstverständlich möglich.
Nach der Therapie erfolgt das Reflexionsgespräch mit Beurteilung und Bewertung der Therapie.
Von der Reflexion wird erwartet, dass der Therapieverlauf im nachhinein mit Vorzügen bzw. Defiziten der Therapie dargestellt und ggf. Veränderungsvorschläge gebracht werden, wie eine nachfolgende Therapie zu gestalten wäre.

Die **Bewertung** der Prüfungssichtstunde sollte pro Prüfer protokolliert werden und die Kriterien der Bewertung sind im Vorfeld zu definieren.

Das Manual empfiehlt, die Bewertungskriterien den Examenskandidaten an dem Tag auszuhändigen, an dem das Prüfungsgebiet ausgelost wurde.

Das Manual „**Hier steht's**" zu der **Durchführung von Praktika** hat ein Bewertungsschema zum Bereich neurophysiologische / psychosoziale Behandlungsverfahren in der Pädiatrie als Kopiervorlage angeboten. Dieses Schema sei hier nochmals dargestellt als Orientierungshilfe für Bewertungsschemata in den anderen Prüfungsbereichen.

*Kapitel 10*

## Bewertungsschema Sichtstunde
## Bereich Pädiatrie

Name PraktikantIn: _____  Datum: _____

Name PraktiumsanleiterIn: _____

Name PraktikumsbetreuerIn: _____

Einrichtung: _____

| Bewertungspunkte | Soll | Ist |
|---|---|---|
| „Aufwärmphase" vorhanden? | 2 | |
| **Wie werden die Therapiemedien eingesetzt?** | | |
| a) der Zielsetzung und den Möglichkeiten des Patienten entsprechende Auswahl | 2 | |
| b) sicherer Umgang | 1 | |
| c) bei Bedarf modifizierter Einsatz | 2 | |
| d) angemessene Anzahl | 1 | |
| wenn nicht a) → kann eine bessere Auswahl getroffen werden? | 1 | |
| wenn nicht c) → können im Nachhinein Modifikationen dargestellt werden? | 1 | |
| **Verbale Kommunikation** | | |
| a) verständliche Artikulation? | | |
| – ja | 1 | |
| – teilweise | 0,5 | |
| kaum | 0 | |
| b) Intonation der Situationen angemessen? | | |
| – ja/meistens | 1 | |
| – teilweise | 0,5 | |
| kaum | 0 | |
| c) benutztes Vokabular dem Sprachverständnis des Kindes entsprechend? | | |
| – ja/meistens | 1 | |
| – teilweise | 0,5 | |
| kaum | 0 | |

71

## Kapitel 10

| Bewertungspunkte | Soll | Ist |
|---|---|---|
| d) Satzstrukturen dem Sprachverständnis des Kindes entsprechend? | | |
| – ja/meistens | 1 | |
| – teilweise | 0,5 | |
| – kaum | 0 | |
| e) affirmativ? | | |
| – meistens | 1 | |
| – teilweise | 0,5 | |
| – kaum | 0 | |
| f) kann das Kind verbal reagieren? | | |
| – immer/meistens | 1 | |
| – teilweise | 0,5 | |
| – kaum | 0 | |
| g) Informationsmenge der Aufnahmekapazität des Kindes entsprechend? | | |
| – ja/meistens | 1 | |
| – teilweise | 0,5 | |
| – wenig/kaum | 0 | |
| **non-verbale Kommunikation** | | |
| a) durch Berühren/Führen | 1 | |
| b) zeigen/Gestik | 1 | |
| c) über Medien/Gegenstände | 1 | |
| **Distanzverhalten** | | |
| Werden Distanzbedürfnisse erkannt und respektiert? | 1 | |
| Werden Nähebedürfnisse erkannt und darauf eingegangen? | 1 | |
| **Konnte flexibel auf nicht vorhersehbare Situationen reagiert werden?** | 3 | |
| **explizite Zielsetzung der Therapieeinheit erreicht?** | | |
| a) vollständig | 6 | |
| b) unvollständig | 0 | |
| wenn b) → können Gründe angegeben werden? | 3 | |
| → können realistische Verbesserungsvorschläge gemacht werden? | 3 | |
| **War die Vorbereitung der Sichtstunde vollständig?** | | |
| a) vollständig | 2 | |

© 2004 verlag modernes lernen – Dortmund • aus: Fenske-Deml, Bestell-Nr. 1049

## Kapitel 10

| Bewertungspunkte | Soll | Ist |
|---|---|---|
| b) nicht vollständig, wäre aber möglich gewesen | 0 | |
| wenn b) können Verbesserungsvorschläge gemacht werden? | 1 | |
| „Weiches" Therapieende? | 2 | |
| Wenn nicht → können Verbesserungsvorschläge gemacht werden? | 2 | |
| Zeitrahmen eingehalten? | 2 | |
| Wenn nicht → können Verbesserungsvorschläge gemacht werden | 1 | |
| Summe | 38,5 | |

| Notenschlüssel | | Erreichte Note |
|---|---|---|
| Pkt.intervalle | Note | |
| 38,5 – 35 | 1 | |
| 34 - 29 | 2 | |
| 28 - 23 | 3 | |
| 22 - 19 | 4 | |
| 18 - 12 | 5 | |
| 11 - 0 | 6 | |

Sinnvollerweise sollte während oder unmittelbar nach der Prüfung ein Prüfungsprotokoll angefertigt werden, das den Prüfungsverlauf und die Bewertung im Detail dokumentiert.

Ein Prüfungsprotokoll, wie es ähnlich auch vom DVE empfohlen wird, ist im folgenden dargestellt. Die Gewichtung der einzelnen Kriterien sind mit der Schulaufsichtbehörde abzustimmen, bzw. gibt auch der DVE Empfehlungen zur Orientierung.

*Kapitel 10*

# Prüfungsprotokoll

## (Ergotherapeutische Behandlung nach ErgThAPrV §7 Abs.1 Nr.2)

(je 1 Protokoll pro Prüfer)

Datum der Prüfung: _____

Name des Examenskandidaten: _____

Name des Prüfers: _____

### 1. Bericht:

| | Teilnote | Multi-plikator | Gesamt-note |
|---|---|---|---|
| 1.1 Anamnesische Daten und Krankheitsbild | | | |
| 1.2 Ergotherapeutische Befunderhebung und -bewertung | | | |
| 1.3 Spezieller ergotherapeutischer Behandlungsplan | | | |

### 2. Behandlung:

| | Teilnote | Multi-plikator | Gesamt-note |
|---|---|---|---|
| 2.1 Gezielte Behandlungsvorbereitung | | | |
| 2.2 Methodisches Vorgehen | | | |
| 2.3 Kommunikative Vermittlung | | | |
| 2.4 Fachgerechte therapeutische Anwendung u. Verhalten | | | |

© 2004 verlag modernes lernen – Dortmund • aus: Fenske-Deml, Bestell-Nr. 1049

## 3. Reflexion der Behandlung und Fragen zum Prüfungsbericht:

|  | Teilnote | Multiplikator | Gesamtnote |
|---|---|---|---|
| 3.1 Reflexion der Behandlung und Therapieziele |  |  |  |
| 3.2 Fragen zur Behandlung |  |  |  |
| 3.3 Fragen zum Prüfungsbericht |  |  |  |
| 3.4 Fragen zum fachspezifischen, medizinischen und sozialwissenschaftlichen Hintergrund |  |  |  |

|  | Gesamtnote des Teilbereichs | Multiplikator | Gesamtnote |
|---|---|---|---|
| 1. Bericht |  |  |  |
| 2. Behandlung |  |  |  |
| 3. Reflexion |  |  |  |

**Endnote des Fachprüfers:** _____

..................................................
Unterschrift des Prüfers

*Kapitel 10*

# Kapitel 11

## Empfehlungen zur Durchführung des mündlichen Examens

Das mündliche Examen ist ein relatives Novum. Es ist sinnvoll, die Schüler bereits während der Ausbildung durch Referate und Colloquien (siehe hierzu auch die Manuals Band I und II) auf die mündliche Prüfung vorzubereiten.

Der mündliche Teil der Prüfung steht meist am Ende des Examens und erstreckt sich auf folgende Fächer:

1. **Biologie, beschreibende und funktionelle Anatomie, Physiologie**
2. **Medizinsoziologie und Gerontologie**
3. **Grundlagen der Ergotherapie**

Die Prüflinge werden einzeln oder in Gruppen bis zu fünf geprüft. Vorteilhaft ist sicher, wenn nicht mehr als zwei Prüflinge gleichzeitig geprüft werden.

Ein Prüfling sollte in jedem Fach nicht länger als 15 Minuten geprüft werden, mit einer angemessenen Pause zwischen den Einzelnen Prüfungsgebieten.

In jedem Prüfungsfach sollten dem Prüfling mindestens 3 Fragen aus verschiedenen Bereichen gestellt werden. 5 Fragen sind angemessen – im Zweifelsfall können noch zwei weitere Ersatzfragen bereitgehalten werden.

Die Frage sollen den Prüfungsstoff repräsentativ umfassen und sollten den Prüflingen schriftlich vorliegen.

Die Prüfung ist – je nach Anzahl der Prüfungskandidaten – in ein bis drei Tagen durchzuführen; dazwischen kann ein prüfungsfreier Tag oder ein Wochenende liegen.

Das Manual empfiehlt, einen Prüfungsfragenkatalog zu erstellen, der als „Fragekarteikärtchen" für den Prüfling zu Auswahl und zum Ziehen der Prüfungsfragen dient. Es muss in der Schule bzw. mit der jeweiligen Schulaufsichtsbehörde diskutiert werden, ob die Kärtchen nach der Beantwortung der Prüfungsfrage in den Fragepool zurückgesteckt werden und vom nächsten Prüfling potentiell erneut gezogen werden könnten oder ob die gezogenen Fragen aus dem Fragepool entfernt werden.
Entsprechend aufwendig ist die Anzahl der zu erstellenden Fragen, andererseits muss in diesem Verfahren weniger auf die Prüflinge während der Prüfungspausen geachtet werden um zu vermeiden, dass sie sich über die Art der gestellten Fragen austauschen.

Die Prüfungsfragen sollten durchnummeriert und auf einem Extrablatt die Lösungsvorschläge vermerkt sein.
Der Zweitprüfer bzw. der Beisitzer der mündlichen Prüfung kann entsprechend die Fragen dem Prüfling zuordnen.
Sofern der Prüfungsvorsitzende an der Prüfung anwesend ist, soll diesem zu Beginn der Prüfung eine Liste mit den Prüflingen und eine Liste mit den Fragen und der erwarteten Antwort ausgehändigt werden.

Der Prüfungsvorsitzende muss an der mündlichen Prüfung nicht teilnehmen, ist jedoch berechtigt, sich an der Prüfung zu beteiligen und auch selbst zu prüfen.
Er hat im Benehmen mit den Fachprüfern aus deren Noten die Prüfungsnote für den mündlichen Teil zu bilden.

Im Folgenden finden Sie einen Vorschlag über das Layout eines Prüfungskataloges.
Die schattiert unterlegten Felder werden in einer Kopie der Frageliste ausgeschnitten und dienen als **„Fragekarteikärtchen"**.

**Fachgebiet:** ................................................(z.B. „Grundlagen der Ergotherapie" Bitte Entsprechendes EINTRAGEN!)

| Nr. | Aufgabe | Lösungsvorschlag / Stichworte | Name des Prüflings |
|---|---|---|---|
| 1 | **BEISPIEL** **Formulieren Sie bitte die Grundsätze der beruflichen Ethik für Ergotherapeuten und erläutern Sie, was damit gemeint ist.** | „Der Mensch ist ein handelndes Wesen und hat ein Grundrecht auf sinnvolles Tun." + Erläuterungen | |
| 2 | | | |

Insbesondere im Prüfungsfach „Biologie, beschreibende und funktionelle Anatomie und Physiologie" sollten für den Prüfling Modelle und Schautafeln – ggf. auch 3-D-animierte Bilder mittels Beamerpräsentation zur Verfügung stehen, um Strukturen und Prozesse demonstrieren zu können.

Auf die mündliche Prüfung im Examen bereitet während der Ausbildung insbesondere auch das Referat vor.

Das Referat dient der Schulung der verbalen Ausdrucksfähigkeit des Schülers und soll die für das ergotherapeutische Berufsbild typische Situation beüben, vor einer Gruppe ein Thema frei und souverän vortragen zu können.

Diese Kompetenzen werden auch in der mündlichen Prüfung benötigt. Es ist meines Erachtens nicht ausreichend, in der mündlichen Prüfung Gelerntes stereotyp „aufzusagen".
Auch die Art der Darbietung, der Einsatz der angebotenen Medien und die sprachliche Ausdrucksfähigkeit sollten bei der Bewertung Berücksichtigung finden.

Entsprechend ist im Rahmen der Prüfungsvorbereitung *dringend zu empfehlen,* die zu lernenden Prüfungsinhalte immer wieder mündlich zu formulieren! Lerngruppen eignen sich für dieses Training ganz hervorragend, sofern neben der Überprüfung der Fachlichkeit auch die sprachliche Ausdrucksfähigkeit in der Lerngruppe trainiert wird.

Über den Verlauf der Prüfung sollte mittels des Prüfungsfragenkatalogs Protokoll geführt werden.

## Mündliche Prüfung
### (nach § 6 Abs.1 ErgThAPrV)

Name des Examenskandidaten: _____

**1. Prüfungsfach:**

Biologie, beschreibende und funktionelle Anatomie, Physiologie

| Datum der Prüfung | Name des Fachprüfers | Name des Beisitzers | Note |
|---|---|---|---|
|  |  |  |  |

**2. Prüfungsfach:**

Medizinsoziologie und Gerontologie

| Datum der Prüfung | Name des Fachprüfers | Name des Beisitzers | Note |
|---|---|---|---|
|  |  |  |  |

**3. Prüfungsfach:**

Grundlagen der Ergotherapie

| Datum der Prüfung | Name des Fachprüfers | Name des Beisitzers | Note |
|---|---|---|---|
|  |  |  |  |

Endnote der mündlichen Prüfung: _____

*Kapitel 11*

# Kapitel 12

## Nach dem Examen ist vor dem Examen …

### … der Examen-Check-Up

*Kapitel 12*

## Nach dem Examen ist vor dem Examen ...
## ... der Examen – Check – Up

| | |
|---|---|
| **12 – 6 Monate vor Prüfungsbeginn:**<br>Abstimmung der Prüfungstermine mit der Schulaufsichtsbehörde<br>**Termine**<br>für die schriftliche Prüfung _____<br>für die praktische Prüfung „ergotherapeutische Mittel" _____<br>für die praktische Prüfung „ergotherapeutische Behandlung" _____<br>für die mündliche Prüfung _____ | ☐ |
| **6 – 4 Monate vor Prüfungsbeginn:**<br>Die Fachdozenten erstellen die Aufgaben in den schriftlichen Prüfungsfächern<br>**Abgabetermin:** _____<br>**Alle Aufgaben da** | ☐<br>☐ |
| **6 – 4 Monate vor Prüfungsbeginn:**<br>Die Fachdozenten erstellen die Aufgaben in den mündlichen Prüfungsfächern<br>**Abgabetermin:** _____<br>**Alle Aufgaben da?** | ☐<br>☐ |
| **6 – 4 Monate vor Prüfungsbeginn:**<br>Informationen über den Ablauf des Examens an die Prüflinge ggf. Aushändigen des Examensmanuals<br>☐ Losen des Prüfungsbereichs im praktischen Examen „ET-BV"<br>**Motorisch-funktionell / neurophysiologisch / neuropsychologisch**<br>**oder**<br>**psychosozial**<br>**oder**<br>**Arbeitstherapeutisch** | ☐ |

© 2004 verlag modernes lernen – Dortmund • aus: Fenske-Deml, Bestell-Nr. 1049

| | |
|---|---|
| ☐ Aushändigen der Bewertungskriterien für die Durchführung der Examenssichtstunde in dem jeweiligen Prüfungsbereich. | ☐ |
| **6 – 4 Monate vor Prüfungsbeginn:**<br>Schwerpunktsetzung der prüfungsrelevanten Themen in den einzelnen Fächern durch die Dozenten<br><br>☐ Allgemeine Krankheitslehre<br>☐ Spezielle Krankheitslehre<br>☐ Arbeitsmedizin<br>☐ Psychologie<br>☐ Pädagogik<br>☐ Behindertenpädagogik<br>☐ Berufskunde<br>☐ Staatskunde<br>☐ Ergotherapeutische Behandlungsverfahren<br>☐ Biologie, Anatomie, Physiologie<br>☐ Medizinsoziologie<br>☐ Gerontologie<br>☐ Grundlagen der Ergotherapie | ☐ |
| **3 – 4 Monate vor Prüfungsbeginn:**<br>Rücksprache mit den Praktikumstellen, an denen die praktische Prüfung in der Prüfung **„ergotherapeutischen Behandlung"** möglich ist<br><br>➔ *Empfehlung: gesonderte Liste erstellen!* | ☐ |
| **3 – 4 Monate vor Prüfungsbeginn:**<br>Die Fachdozenten erstellen die Aufgaben für die praktische Prüfung in **„Ergotherapeutische Mittel"**<br><br>Abgabetermin: _____<br><br>Alle Aufgaben da | ☐<br><br>☐<br>☐ |
| **3 – 4 Monate vor Prüfungsbeginn:**<br>Die Schüler über die von ihnen einzureichenden Unterlagen informieren.<br><br>Abgabetermin: _____<br><br>➔ *Empfehlung: gesonderte Liste erstellen!* | ☐<br><br>☐ |

| | |
|---|---|
| **3 – 4 Monate vor Prüfungsbeginn:**<br>Erstellen des Repetitorienplanes durch die jeweilige Klassenleitung in Absprache mit den Fachdozenten.<br>➔ *siehe hierzu auch „Empfehlung zum Repetitorium" im Manual* | ☐ |
| **2 Monate vor Prüfungsbeginn:**<br>Abschluss aller Leistungserhebungen<br>➔ Konferenz über den Leistungsstand der Schüler. | ☐ |
| **2 Monate vor Prüfungsbeginn:**<br>Bei der Schulaufsichtsbehörde einreichen:<br>☐ Benennung der Mitglieder des Prüfungsausschusses<br>☐ Prüfungsaufgaben für die schriftliche Prüfung<br>☐ Fragen- / Antwortkataloge für die mündliche Prüfung<br>☐ Liste der Prüflinge mit der<br>☐ Einreichung der zur Prüfungszulassung notwendigen Unterlagen | ☐ |
| **4 Wochen vor Prüfungsbeginn:**<br>Bestellen der Materialien für die Prüfung „**Ergotherapeutische Mittel**" | ☐ |
| **4 Wochen vor Prüfungsbeginn:**<br>Anschreiben der Einrichtungen für die Prüfung in Ergotherapeutischen Behandlungsverfahren mit Bekanntgabe der Namen der Prüflinge und der Examenspraktikums / Prüfungszeiträume. | ☐ |
| **2 – 3 Wochen vor Prüfungsbeginn:**<br>☐ Planung der Räume, in denen die Prüfungen stattfinden sollen<br>☐ Planung der Aufsicht führenden Dozenten für die einzelnen Prüfungen<br>☐ Planung der Korrekturumläufe<br>☐ Planung des Caterings durch die kommende Examensklasse<br>➔ *Nähere Empfehlungen zu den Vorbereitungen stehen im Exammanual* | ☐ |
| **Nach der schriftlichen Prüfung**<br>Korrekturumlauf und / -Rücklauf organisieren | ☐ |

### 1 – 2 Tage vor der praktischen Prüfung „ergotherapeutische Mittel"

- ☐ Prüfungsunterlagen vorbereiten
- ☐ Materialien vorbereiten
- ☐ Raum / Räume für die Prüfung vorbereiten
- ☐ Anwesenheitslisten der Prüflinge bereit legen

☐

### Am Ende des Prüfungstages (der Prüfungstage)
„ergotherapeutische Mittel"

Verteilen der Einrichtungen zum praktischen Examen

„ergotherapeutische Behandlungsverfahren"

- ☐ Liste bereitlegen
- ☐ Prüflinge über Ablauf des Examenspraktikums schriftlich informieren
- ☐ Prüflinge über Ablauf / Zeit des Prüfungstages schriftlich informieren

☐

### Nach der praktischen Prüfung „ergotherapeutische Mittel"

Korrekturumlauf und / -Rücklauf organisieren

☐

→ *Empfehlung: gesondere Liste erstellen!*

### 1 - 2 Tage vor der praktischen Prüfung „ergotherapeutische BV"

- ☐ check up : Einteilung der Prüfer
- ☐ Prüfungsprotokolle bereit legen
- ☐ Organisation des Korrekturumlaufs der Behandlungspläne

☐

### Nach der praktischen Prüfung „ergotherapeutische BV"

Korrekturumlauf und / -Rücklauf organisieren

☐

### 1 - 2 Tage vor der mündlichen Prüfung

- ☐ Prüfungsunterlagen vorbereiten
- ☐ Anschauungsmaterialien **(Skelett, Schautafeln etc.)**
- ☐ Raum / Räume für die Prüfung vorbereiten
- ☐ Anwesenheitslisten der Prüflinge bereit legen

☐

### Am Tag der mündlichen Prüfung

- ☐ Nach der mündlichen Prüfung: Niederschriften anfertigen
- ☐ **(Ggf.)** Durchführung der Examenskonferenz

☐

# Kapitel 12

# Kapitel 13

## Über die Autorin

Ich habe nach abgeschlossenem Hochschulstudium der Pädagogik für Lehramt mit meiner Promotion begonnen und war als Spielpädagogin in einem Jugendkulturzentrum tätig. Aus privaten Gründen musste ich meine Dissertation abbrechen und arbeitet einige Zeit im Personalmanagement als Ausbildungsleiterin bevor ich mich entschloss, Ergotherapeutin zu werden.

Nach erfolgtem Examen leitete ich im Rahmen eines Projektes der Bundesregierung „Rehabilitation im Pflegeheim" die therapeutische Abteilung in einem Bayreuther Alten- und Pflegeheim.

Von 1996 bis Dezember 2001 war ich an einer Berufsfachschule für Ergotherapie tätig. Mein Schwerpunktbereich lag in der Geriatrie und Geragogik und in der Praktikumsbetreuung. Außerdem war ich Klassenleiterin und Vertrauenslehrerin.

1998 habe ich mein erstes Buch „ Mein Gehirn kennt mich nicht mehr" über ganzheitliche Therapie bei neuropsychologischen Störungen veröffentlicht; im August 2000 erschien mein zweites Fachbuch „Alternativen und Altbewährtes für Alte Menschen".

In meiner praktischen Arbeit entwickelte ich auf der Basis enger Kooperation mit Pflegekräften, Ansätze für ganzheitliche pflegetherapeutische Verfahren. Seit Beginn 2000 gibt es Sentitas®, ein von mir entwickeltes palliativ-therapeutisches Behandlungskonzept für schwerstpflegebedürftige und sterbende alte Menschen, welches bundesweit in Seminaren unterrichtet wird.

Darüber hinaus existieren Veröffentlichungen von mir zum Themenbereich „Schmerztherapie" und „Körperschemastörungen". Im Sommer 2001 schloss ich erfolgreich meine Ausbildung zur Heilpraktikerin ab.

Seit 2002 bin ich als Schulleiterin der Schule für Ergotherapie und Arbeitserziehung der IB-Medizinischen Akademie tätig und seit Mai 2003 Mitglied der Geschäftsleitung. Zu meinen Aufgaben gehört unter anderem auch die Entwicklung von e-learning in der therapeutischen Ausbildung.

Meine private Zeit gehört meinem Mann, meinem Hund und meinen beiden Katzen, der Öl- und Aquarellmalerei, dem Wandern und meiner Vorliebe für „Star Trek".

Seit Oktober 2003 bin ich mit Martin Klaus verheiratet.

# Kapitel 14

## Literaturempfehlungen

**Birkholz / Dobler:** „Der Weg zum erfolgreichen Ausbilder", Verlag Stumpf & Kossendey 2001, ISBN 3-932750-59-4

**VDES:** „Empfehlung zur Durchführung der staatlichen Prüfung an den Schulen für Ergotherapie". Herausgeber: Deutscher Verband der Ergotherapieschulen e. V. und Deutscher Verband der Ergotherapeuten e.V.

**Sebastian Leitner:** „So lernt man lernen", Herder Verlag 1972, ISBN 3- 451-23128-X

**Meyer:** „Unterrichtsmethoden", Band I und II, Verlag Cornelsen Scriptor 1987, ISBN 3-589-20850-3 Band I, ISBN 3-589-20851-1 Band II

**Schaub / Zenke:** „Wörterbuch Pädagogik", dtv Verlag 2002, ISBN 3-423-32521-6

*Kapitel 14*

# Kapitel 15

## Wissenswertes über „Hier steht's" Band 1 und 2

Im März 2004 sind bereits die ersten beiden Bände der dreiteiligen Reihe „Hier steht's" erschienen:

Band 1 „Hier steht's – Manual für die Durchführung von Prüfungen in der Ergotherapieausbildung"
und
Band 2 „Hier steht's – Manual für die Durchführung von Praktika in der Ergotherapieausbildung"

**Vorschau auf die Inhalte:**

**Band 1 „Hier steht's – Manual für die Durchführung von Prüfungen in der Ergotherapieausbildung"**

- Ein paar Orientierungshilfen in den Fachbereichen der ergotherapeutischen Ausbildung
- Empfehlungen zu den Prüfungsarbeiten
  - Die Klausur
  - Das Referat
  - Die Hausarbeit
  - Die Projektarbeit
  - Das Werkstück und der Arbeitsbericht
- Kennen lernen der Lernzielstufen als Kriterien des Anforderungsniveaus einer Prüfung
- Wissenswertes zur Vorbereitung auf eine Prüfung
- Empfehlungen zur Korrektur und Bewertung von Prüfungsaufgaben

*Kapitel 15*

## Band 2 „Hier steht's – Manual für die Durchführung der Praktika in der Ergotherapieausbildung"

- Orientierungshilfen in den Praktika der ergotherapeutischen Ausbildung
- Empfehlungen zu den Praktika
- Methodisch-Didaktischer Leitfaden
  - ➤ Lernzielauswahl und Lernzielhierarchie
  - ➤ Handlungskompetenz
  - ➤ Fachkompetenz
  - ➤ Methodenkompetenz
  - ➤ Sozialkompetenz
  - ➤ Checkliste über den Kenntnisstand
  - ➤ Pädagogische Evaluation
- Die Prüfungen während des Praktikums
  - ➤ Die Sichtstunde
  - ➤ Der Praktikumsbericht
  - ➤ Das Colloquium
  - ➤ Die Praktikumsbeurteilung

Kopiervorlagen

## Alternativen und Altbewährtes für Alte Menschen

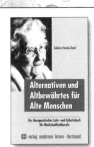

:::::::::::::::::::::::
: *Geriatrie* **Wir bringen Lernen in Bewegung®** ... :
:::::::::::::::::::::::

Jutta Brühl
**Alt, aber Hut ab!**
Aus der Praxis für die Praxis – ein therapeutisch-gestalterisches Arbeitsbuch für den Altenbereich
◆ 1998, 208 S. (davon 101 S. Kopiervorlagen), Format DIN A4, Ringbindung,
ISBN 3-8080-0405-3,
Bestell-Nr. 1029, € 20,40

Georg Keller
**Körperzentriertes Gestalten und Ergotherapie**
Unterricht und therapeutische Praxis
◆ 2., durchges. Aufl. 2004, 312 S., farbige Gestaltung, Format 16x23cm, fester Einband, ISBN 3-8080-0552-1,
Bestell-Nr. 1038, € 22,50

Sabiene Fenske-Deml
**Alternativen und Altbewährtes für Alte Menschen**
Ein therapeutisches Lehr- und Arbeitsbuch für Medizinalfachberufe
◆ 2000, 360 S., farbige Gestaltung, Format 16x23cm, fester Einband, ISBN 3-8080-0451-7, Bestell-Nr. 1035, € 27,60

Sabiene Fenske-Deml
**„Mein Gehirn kennt mich nicht mehr ..."**
Ganzheitliche Behandlung bei neuropsychologischen Symptomen
Lehrbuch für medizinische Assistenzberufe
◆ 2. Aufl. 2000, 224 S., zweifarbige Gestaltung, Format 16x23cm, fester Einband
ISBN 3-8080-0412-6, Bestell-Nr. 1030, € 24,60

Erich Kasten
**Übungsbuch Hirnleistungstraining**
◆ 3., durchges. Aufl. 2002, 240 S. (137 Übungen), Format 16x23cm, br
ISBN 3-86145-238-3, Bestell-Nr. 8552, € 17,50

Erich Kasten
**Lesen, merken und erinnern**
Übungen für Vergeßliche und Ratschläge für Angehörige und Therapeuten
◆ 4., durchges. Aufl. 2002, 192 S.,
Format 16x23cm, br, ISBN 3-86145-241-3,
Bestell-Nr. 8533, € 15,30

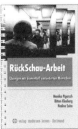

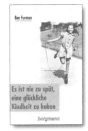

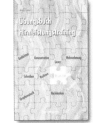

Beate Knies / Franz Michels / Christoph Lindenfelser
**MEKS**
Methodenkartei für die pädagogisch-therapeutische Arbeit mit Senioren
◆ 1997, 225 Karteikarten A6 in 12 Rubriken, Begleitheft 20 S., im Ordner
ISBN 3-86145-098-4, Bestell-Nr. 8119, € 31,00

Monika Pigorsch / Bitten Kleeberg / Nadine Sohn
**RückSchau-Arbeit**
Übungen mit dementiell veränderten Menschen
◆ 2. Aufl. 2004, 116 S., Format DIN A5, Ringbindung
ISBN 3-8080-0503-3, Bestell-Nr. 1043, € 15,30

Krista Mertens
**Psychomotorische Aktivierungs-Programme für Alten- und Pflegeheime**
Grundfragen der Akzeptanzgewinnung und der praktische Anwendung
◆ 1997, 304 S., Format 16x23cm,
br, ISBN 3-8080-0348-0,
Bestell-Nr. 1166, € 29,80

Krista Mertens
**Aktivierungs-Programme für Senioren**
◆ 1997, 464 S., Format 16x23cm, gebunden, ISBN 3-8080-0349-9, Bestell-Nr. 1167, € 29,80

• Beide Bände (Bestell Nr. 1166 i 1167) zusammen: ISBN 3-8080-0350-2,
Bestell-Nr. 1168, € 50,00

Ben Furman
**Es ist nie zu spät, eine glückliche Kindheit zu haben**
◆ 4. Aufl. 2002, 104 S., Format DIN A5, br
ISBN 3-86145-173-5, Bestell-Nr. 8398, € 15,30

Bianca Mattern
**Montessori für Senioren**
Montessoripädagogische Arbeit mit Senioren/ Hochaltrigen im Betreuten Wohnen
◆ 2. Aufl. 2004, 192 S., farbige Fotos, Format 16x23cm, br
ISBN 3-8080-0472-X, Bestell-Nr. 1188, € 20,40

 **verlag modernes lernen** *borgmann publishing*
**Hohe Straße 39 • D-44139 Dortmund • Tel. 0231 - 12 80 08 • FAX 0231 - 12 56 40**
**Unser Buchkatalogt im Internet: www.verlag-modernes-lernen.de**

Jutta Bläsius
**Spiele in Bewegung bringen**
Tischspiele als Basis neuer Spiel- und Bewegungsideen
♦ März 2005, ca. 160 S., Format 16x23cm, Ringbindung, ISBN 3-8080-0565-3, Bestell-Nr. 1158, € 21,50

Barbara Cárdenas
**Pfiffigundes Sprachwelt**
Erst-, Zweit- und Schriftspracherwerb vorbereiten, beobachten und fördern
♦ Sept. 2005, ca. 180 S., Format 16x23cm, fester Einband, ISBN 3-938187-00-X, Bestell-Nr. 9350, € 21,50

Marianne Eisenburger
**„Zuerst muss die Seele bewegt werden ..."**
Psychomotorik im Pflegeheim – Ein theoriegeleitetes Praxisbuch
♦ März 2005, ca. 120 S., Format 16x23cm, br, ISBN 3-8080-0571-8, Bestell-Nr. 1214, € 19,50

Dietrich Eggert / Christina Reichenbach
**DIAS – Diagnostisches Inventar auditiver Alltagshandlungen**
♦ 2., völlig überarb. Aufl. März 2005, ca. 140 S., Buch enthält 1 CD mit Alltagsgeräuschen, fester Einband, ISBN 3-86145-273-1, Bestell-Nr. 8525, € 25,50

Ann Fichtner / Sabine Brüggen / Birgit Huber
**Elternberatung nach dem Kanadischen Modell**
Ein Leitfaden für Ergotherapeuten
♦ Mai 2005, ca. 100 S., Format 16x23cm, Ringbindung, ISBN 3-8080-0576-9, Bestell-Nr. 1060, € 15,30

Barbara Giel (Hrsg.)
**Dokumentationsbögen Sprachtherapie**
♦ Juni 2005, ca. 160 S., Format DIN A4, im Ordner, ISBN 3-8080-0567-X, Bestell-Nr. 1926, € 34,80

Barbara Günther-Burghardt / Helga de Freese-Weers
**Als ich Kind war**
Fotografien und Geschichten zur Erinnerungspflege mit alten und dementen Menschen
♦ Jan. 2005, 30 farbige Fotokarten, 1 Anweisungskarte, Format DIN A5, 2-seitig bedruckt, einseitig glanzfolienkaschiert, im Pappschuber, ISBN 3-938187-01-8, Bestell-Nr. 9351, € 29,80

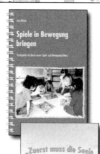

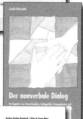

## Novitäten 9: Wir bringen Lernen in Bewegung® ...

Krista Mertens / Ad Verheul
**Snoezelen**
Anwendungsfelder in der Praxis
♦ Juli 2005, ca. 160 S., Format 17x24cm, Ringbindung, ISBN 3-8080-0577-7, Bestell-Nr. 1225, € 17,50

Jürgen Hargens (Hrsg.)
**„... und mir hat geholfen ..."**
Psychotherapeutische Arbeit – was wirkt? Perspektiven und Geschichten der Beteiligten
♦ Jan. 2005, ca. 160 S., Format DIN A5, br, ISBN 3-86145-275-8, Bestell-Nr. 8338, € 19,50

Astrid Koenen / Alexandra Ott
**Spielen mit beiden Händen – trotz Hemiparese**
Ein Leitfaden für Eltern 2-6-jähriger Kinder
♦ Jan. 2005, 112 S., Format 16x23cm, Ringbindung, ISBN 3-8080-0568-8, Bestell-Nr. 1059, € 15,30

Carola Otterstedt
**Der nonverbale Dialog**
Für Begleiter von Schwerkranken, Schlaganfall-, Komapatienten und Demenz-Betroffenen mit Übungen zur Wahrnehmungssensibilisierung
♦ März 2005, ca. 200 S., Format 16x23cm, fester Einband, ISBN 3-8080-0569-6, Bestell-Nr. 1927, € 22,50

Carola Otterstedt
**Der verbale Dialog**
Für Begleiter von Schwerkranken, Schlaganfall-, Komapatienten und Demenz-Betroffenen mit Anregungen zur kreativen Gesprächsgestaltung
♦ April 2005, ca. 200 S., Format 16x23cm, fester Einband, ISBN 3-8080-0570-X, Bestell-Nr. 1928, € 22,50

Wilhelm Rotthaus / Hilde Trapmann
**Auffälliges Verhalten im Jugendalter**
Handbuch für Eltern und Erzieher • Band 2
♦ 2004, 360 S., Format 16x23cm, fester Einband, ISBN 3-8080-0489-4, Bestell-Nr. 1151, € 17,50

Silke Schönrade / Raya Limbach
**Die Abenteuer der kleinen Hexe im Buchstabenland**
Ein psychomotorischer Zugang zum Lernen von A-Z
♦ Jan. 2005, 208 S., farbige Abb., Format 16x23cm, fester Einband, ISBN 3-86145-276-6, Bestell-Nr. 8336, € 20,40

 **verlag modernes lernen** borgmann publishing
Hohe Straße 39 • D-44139 Dortmund • Tel. (0231) 12 80 08 • FAX (0231) 12 56 40
Unsere Bücher im Internet: www.verlag-modernes-lernen.de